本草纲目

听李时珍说药食

李兴广◎主编

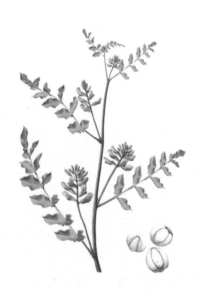

黑龙江科学技术出版社

图书在版编目（CIP）数据

本草纲目：听李时珍说药食 / 李兴广主编 . —— 哈尔滨：
黑龙江科学技术出版社 , 2018.4

ISBN 978-7-5388-9526-1

Ⅰ . ①本… Ⅱ . ①李… Ⅲ . ①《本草纲目》–研究
Ⅳ . ① R281.3

中国版本图书馆 CIP 数据核字（2018）第 016825 号

本草纲目：听李时珍说药食
BENCAOGANGMU TING LISHIZHEN SHUO YAOSHI

主　　编　李兴广

项目总监　薛方闻

责任编辑　李欣育

封面设计　何　琳

图书策划　日知图书（www.rzbook.com）

出　　版　黑龙江科学技术出版社

　　　　　地址：哈尔滨市南岗区公安街 70-2 号 邮编：150007

　　　　　电话：（0451）53642106 传真：（0451）53642143

　　　　　网址：www.lkcbs.cn

发　　行　全国新华书店

印　　刷　艺堂印刷（天津）有限公司

开　　本　787 mm×1092 mm　1/16

印　　张　12

字　　数　230 千字

版　　次　2018 年 4 月第 1 版

印　　次　2018 年 5 月第 2 次印刷

书　　号　ISBN 978-7-5388-9526-1

定　　价　49.00 元

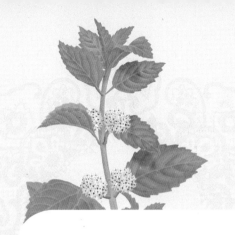

前言

　　《本草纲目》是明代伟大的医药学家李时珍集毕生精力所著，被誉为"东方医学巨典"。它不仅是一部药典，一部植物百科全书，更是一部养生保健的秘籍。它推崇"药食同源"，提倡人们利用中医药和食物调和阴阳，补益五脏，驱除百病，延年益寿。

　　事实上，很多中医药知识早已深入人心，比如利用川贝母炖雪梨治疗咳嗽，运用鸡内金健胃消食等。随着人们健康意识的增强，人们对于传统医药的认识和需求越来越多，《本草纲目》因此备受推崇。鉴于原著篇幅浩繁，阅读起来有一定困难，本书从中精选了近200种食材和药材，详解各类药食的药性、功效、服用宜忌，并提供了大量本草对症妙方。从流传千年、功效显著的中药材，到人们熟悉的各种蔬菜、水果、坚果，再到驱除疾病的各类药膳、茶饮、药酒，囊括了《本草纲目》中所有适合现代人养生保健的内容，将千年本草精华引入现代家庭生活中，使得这一古老巨著绽放出新的魅力。通俗、浅显的解读，精美、清晰的本草彩图，安全、有效的配伍，用现代手法再现药典之精华，相信会让更多读者迷上中华传统养生文化。

　　读《本草纲目》，听李时珍说药食，让传统的医药进入我们的日常生活之中，应用本草防病于未然，治病于初发，使自己免除疾病的折磨。**特别提醒：因个人体质不同，请在使用书中药方前询问医生。**

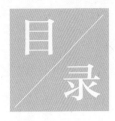

目 / 录

Contents

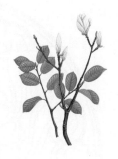

第三章
五脏是一家，一个生病全家遭殃 �51

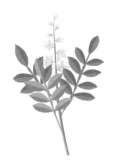

第四章
气血经络一团糟，你怎么可能变美？ 87

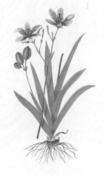

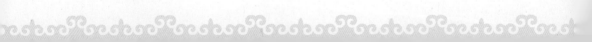

第五章
中药不是慢郎中，选对经方就能药到病除 ⑪⑰

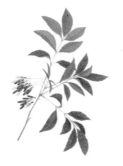

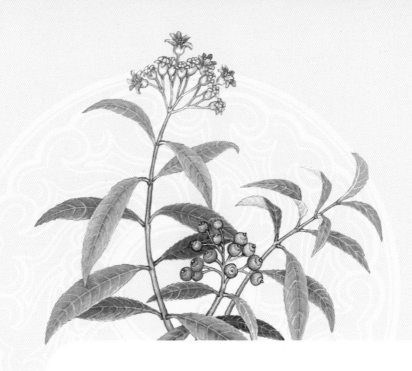

第一章

跟最牛的大夫
学点中医

古代医家推崇药食同源，
提倡利用本草和食物养生保健，防患于未然。

从《神农本草经》到《本草纲目》

中国传统医学历史悠久，源远流长，不仅在国内有非常重要的影响力，在国外备受推崇。药物学是中医里很重要的部分。中草药不仅用于治疗各种疾病，还用于养生，制作药膳。很多家庭在烹饪的时候会加入一两味中药，既可以养生保健，又能帮助调味！

◇ 中国两大药物学宝典：《神农本草经》和《本草纲目》

在传统药物学中，《神农本草经》和《本草纲目》占有举足轻重的地位，对人们生活的影响也最深。

《神农本草经》成书于东汉，是中国现存最早的药学专著。书中介绍了365种药物，对每一味药的产地、性质、采集时间、入药部位和主治病症等都有详细记载。另外，书中还介绍了药物之间要相互配合应用等。

人们对《本草纲目》会更熟悉些，小学课本上就讲了李时珍的故事。《本草纲目》是在前人基础上做的总结、修正与补充。全书收录了1892种药物，《本草纲目》对后世影响很大，被誉为"东方药物巨典"。

《本草纲目》采用了"以纲挈目"的体例编写，人们查阅时更方便。"本草纲目"之名也由此而来。

◇ 《本草纲目》的深远影响

《本草纲目》和《神农本草经》中收录的药物种类相差非常悬殊。在《本草纲目》里就有374种之前没有的新药。这也就是说，有更多的植物被列入药物的范围内，发挥其药用价值，从而带给人们更多的福利。《本草纲目》让人们认识到日常中有很多宜药宜食的食物，从而在心理上对"药"的敏感和排斥感减轻了。

◇ 善用本草保健康

中国古代关于"神农尝百草"的传说，反映了早在远古时代，中华民族就已开始探索食物和药物的功用，故有"药食同源"之说。西周时期，宫廷医生分为四科，其中的"食医"，即通过调配膳食为帝王的养生、保健服务。约成书于战国时期的中医经典著作《黄帝内经》，载药膳方数则。中国现存最早的药学专著《神农本草经》，记载了许多既是药物又是食物的品种，如红枣、芝麻、山药、葡萄、核桃、百合、生姜。

东汉医圣张仲景的《伤寒杂病论》中，亦载有一些药膳方，如当归生姜羊肉汤、百合鸡子黄汤等，至今仍有实用价值。唐代名医孙思邈的《备急千金要方》和《千金翼方》专列有"食治""养老食疗"等内容，药膳方十分丰富。

据史书记载，至隋唐时期，中国已有食疗专著60余种，惜多散佚。唐代孟诜所著《食疗本草》是中国现存最早的食疗专著，对后世影响较大。

至宋代，陈直的《养老奉亲书》是中国现存的早期老年医学专著，在其所载的方剂中，药膳方约占70%。该书强调："凡老人之患，宜先以食治，食治未愈，然后命药。"

元代御医忽思慧所著的药膳专书《饮膳正要》，药膳方和食疗药十分丰富，并有妊娠食忌、乳母食忌、饮酒避忌等内容。

至明代，李时珍在《本草纲目》中收载了许多药膳方，仅药粥、药酒就各有数十则；明代高濂的养生学专著《遵生八笺》，也载有不少养生保健药膳。

清代的药膳专著各有特色，如王士雄的《随息居饮食谱》介绍了药用食物300多种，章穆的《调疾饮食辩》所涉及的药用食物更多，曹庭栋的《老老恒言》（又名《养生随笔》）中则列出老年保健药粥百种。

随着人们健康观念的增强，人们对于本草的认识和利用也越来越多，《本草纲目》备受推崇。本草养生具有千年的历史，经过千百代人的验证，尤其影响深远。值得注意的是，中医药知识深奥复杂，辩证施治是中医药应用的指导原则，在日常养生食疗时也要根据自身的情况加以运用，如体质、症状、禁忌等，才能达到最佳的效果。

用好本草不生病

在《本草纲目》中收集了**11096**个医方,这些医方是什么,就是看病时医生开的方子,治病用什么药,怎样用药。这些医方是一笔巨大的财富,是中国传统医学的智慧结晶。

◇ 善用本草讲科学

人体正气,来源于五脏,五脏坚强,血气充实,卫外固密,外邪无从侵入,疾病则不发生,所谓"正气存内,邪不可干"。因此,本草养生强调五谷为养,如《黄帝内经·素问·脏器法时论》载:"五谷为养,五果为助,五畜为益,五菜为充,气味合而服之,以补精益气。此五者,辛酸甘苦咸各有所利。"指出五谷五味是人赖以生存的必需物质,所以偏食、暴食、过饥、过饱皆不利。可见,本草养生是以药物为膳食,以膳食为药物,将药物与食物相配伍,烹制成融养生保健为一体的美味佳肴。

◇ 辨证施治

辨证施治是中医治疗疾病的指导原则,即在临床治疗时要根据病情的寒热虚实,结合病人的体质进行相应治疗,药膳食物的应用和药物治疗一样,也要在正确辨证的基础上进行选食配膳,才能达到预期的效果。否则,不仅于病无益,反而会加重病情。中医认为,临床病症不外虚证、实证、寒证、热证。虚证主要表现为:神疲气短、倦怠懒言、舌质淡、脉虚无力等;实证主要表现为:形体壮实、脘腹胀满、大便秘结、舌质红、苔厚苍老、脉实有力等;寒证主要表现为:怕冷喜暖、手足不温、舌淡苔白、脉迟等;热证主要表现为:口渴喜冷、身热出汗、舌红苔黄、脉数等。根据中医"虚者补之""实者泻之""热者寒之""寒者热之"的治疗原则,虚证患者根据其不同脏腑阴阳气血虚损的差异,分别给予滋阴、补阳、益气、补血的食疗食品治之。

另外,在辨证施膳的时候,还必须考虑个人的体质特点。例如形体肥胖之人多痰湿,不宜过食肥甘厚味,宜多吃清淡化痰的食品;形体消瘦之人多阴虚血亏津少,不宜过食辛燥火热之品,宜多吃滋阴生津的食品。还要根据"天人相应"的整体观念,分析不同季节、气候、人体生理病理的差异,及其对饮食养生的影响。

养生的金钥匙，是药也是食

中国传统医学十分重视预防保健。通过精神调养、药膳食疗、养生功法等整体、自然、综合地达到增强体质、防治疾病、延缓衰老、延年益寿的目的，即为养生。其中药膳食疗养生是古代养生理论中很重要的一部分，药膳是一种药食相助的特殊食品，由药物、食物、调料三部分组成，既能食用充腹，又可保健养生；既不同于一般的中药方剂，又有别于普通饮食，而是通过药食各自的作用及其相互作用，保养身体，调整人体阴阳，补养气血，疏通经络。

◇ 何为食补

所谓食补，简单来说，就是利用饮食来达到补益身体的目的。一方面要根据食物的营养功效来定；另一方面也要根据身体的情况来定，如体质阴阳、热寒、虚实等。

◇ "药食同源"理论

在中国，"药食同源"理论源远流长。智慧的祖先在生活实践中逐渐发现，许多食物不仅可以充饥、补养身体，而且能够治疗一些简单的疾病。在此基础上无数的中医学家（尤其是古代食医）、养生学家及道家、佛家等贤哲们又通过不懈的积累、总结，归纳形成了独特的中医食疗养生体系。认为"食之偏性为药性"，药物和食物不可分，其分类是相对而言的。药物是食物，食物也是药物，只是食物的作用缓和、不良反应小；药物的作用相对显著、不良反应大。何况，食物同药物一样，也具有四气五味归经的特性。

◇ 为什么说食补是最好的养生之道

食物是人类赖以生存的基础，人体所需的营养主要是通过日常饮食中获取的。唐代大医学家孙思邈认为："安身之本必资于食""不知食者不足以存生；不明药忌者不能以除病也"。

合理的膳食安排不只是填饱肚子，更重要的是达到强身健体、延年益寿、治疗疾病等作用。另外，人们日常饮食以食物为主，逐渐地，人体对其极为适应，食补能达到最好的效果。再者，食补的和日常饮食不冲突，完全可以结合日常饮食来安排，不用担心是否有服药禁忌等，实行起来极为便利。

◇ 如何食补

食补和日常饮食不冲突，但食补不等于日常饮食，二者不要混淆。如何食补呢？主要从以下几个方面来着手：

一是根据个人情况食补。看个人的体质，热性体质多食寒凉性食物；寒性体质，就要多食温热性食物。

二是根据季节食补。这一点在下面详细介绍。

三是根据病情食补。日常有很多大家非常熟悉的例子，如感冒了喝姜汤，咳嗽煮雪梨。当然大夫问诊时还要望闻问切，根据不同的情况来开方，采取不同的饮食策略。

四是注意饮食禁忌。食补主要是为了增强体质，如果弄错了，反而损害身体健康，所以，食补时一定要注意一些禁忌，如一些容易过敏的食物，不宜搭配在一起吃的食物等。尤其是孕妇、小儿、老人、体虚多病者更要注意。

◇ 季节性食补

季节性食补是食补中非常重要的一部分，影响也是最为广泛的。季节性食补就是随着春夏秋冬四时的变化来调整饮食，从而达到阴阳平衡、脏腑协调、气血充盛、经络通达、情志舒畅的效果。

元代忽思慧在《饮膳正要》说："春气温，宜多食麦以凉之；夏气热，宜食菽以寒之；秋气燥，宜食麻以润之；冬气寒，宜食黍，以热性治其寒。"

长期以来，人们根据四时气候的特点总结出五脏调养法：春养肝、夏养心、长夏养脾、秋养肺、冬养肾的五脏调养法。可以根据自己的情况依季节调整。一般而言，秋天是丰收的季节，食物的种类多，很适合调理补益身体。

万物进化发展自有其道理，一般来说，大自然中生长的植物能充分满足人们当季应该补益的食物需要。古人讲的"顺四时之气"是非常有道理的。有人倡导少吃反季食物也不无道理。

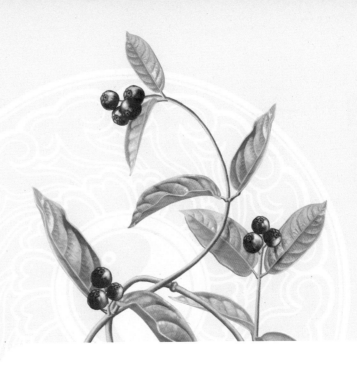

第二章

善用本草，
谨防疾病乘"虚"而入

善用本草可补益气血、调和阴阳、健脑安神，
从而增强体质，做到未病先防

三七

别名： 山漆、金不换、血参、参三七、田三七、田漆、田七。

来源： 五加科植物三七的干燥根。

性味归经： 温，甘、微苦。归肝、胃经。

《本草纲目》记载三七："止血，散血，定痛。金刃箭伤，跌扑杖疮，血出不止者，嚼烂涂，或为末掺之，其血即止。亦主吐血，鼻出血，下血、血痢，崩中，经水不止，产后恶血不下，血晕，血痛，赤目，痈肿，虎咬、蛇伤诸病。"

传统功用

1.化瘀止血：用于多种出血，兼有瘀滞者疗效更佳。单用即有效，或配伍其他止血药。

2.活血止痛：用于外伤瘀痛及胸痹心绞痛等。常配伍活血药。

用量用法

3~10克；研粉吞服，每次1.0~1.5克。外用适量。

药材性状 主根呈类圆锥形或圆柱形，长1~6厘米，直径1~4厘米。表面灰褐色或灰黄色，有断续的纵纹及支根痕。顶端有茎痕，周围有瘤状突起。体重，质坚实，击碎后皮部与木部常分离。断面灰绿、黄绿或灰白色，皮部有细小棕色树脂道。气微，味苦回甜。支根呈圆柱形，长2~6厘米。茎基（剪口）呈不规则的皱缩块及条状，表面有数个茎痕及环纹，断面中心灰白色，边缘灰色。

药理作用 止血；抑制血小板聚集；溶栓；促进造血干细胞增殖；降压；抗心律失常；抗动脉粥样硬化；抗脑缺血；中枢抑制；抗肝损伤；抗肿瘤；延缓衰老；降血糖，降血脂；促进蛋白质合成等。

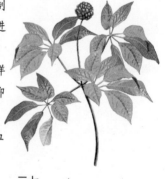

三七

注意事项 孕妇慎用。

应/用/指/南

01 治疗肝癌

三七、白英、山豆根、牡丹皮各30克，儿茶、蜈蚣各5克，蟾蜍1克，共研细末，每服12克，每日3次，温开水送服。能解毒消肿，化瘀止血，缓解临床症状，延长生存期。

02 治疗血瘀吐血

三七3克，嚼烂，米汤或藕汁送服。

03 治疗便血、尿血

三七6克，花蕊石9克，血余炭3克，共研细末，分2次，开水送服。

04 治疗跌打瘀肿

三七3~6克，与甜酒共磨，内服。

05 治疗疮疡瘀肿

三七、大黄各等份,研末，醋调，外敷患处。

第二章 善用本草，谨防疾病乘『虚』而入

当归

别名：干归、马尾当归、秦归、马尾归、云归、西当归。

来源：伞形科植物当归的干燥根。

性味归经：温，甘、辛。归肝、心、脾经。

《本草纲目》记载当归："治头痛、心腹诸痛，润肠胃筋骨皮肤。治痈疽，排脓止痛，和血补血。"

传统功用

1.补血调经：用于血虚萎黄、心悸失眠等。

2.活血止痛：用于血虚血瘀、跌打损伤、瘀肿作痛、风寒痹证、肢节疼痛、气血虚寒、腹中冷痛等。

3.润肠通便：用于血虚肠燥便秘。

用量用法

煎服，5~15克。

药材性状 本品略呈圆柱形，下部有支根3~5条或更多，长15~25厘米。表面黄棕色至棕褐色，具纵纹及横长皮孔。根头直径1.5~4.0厘米，具环纹，上端圆钝，有紫色或黄绿色的茎及叶鞘的残基；主根表面凹凸不平；支根（归尾）直径0.3~1.0厘米，上粗下细，多扭曲，有少数须根痕。质柔韧，断面黄白色或淡黄棕色，皮部厚，有裂隙及多数棕色点状分泌腔，木部色较淡，形成层环黄棕色。有浓郁的香气，味甘、辛。

药理作用 促进血红蛋白、红细胞生成；抑制血小板聚集；抗血栓形成；对子宫有双向调节作用；减弱心脏收缩力；抗心律失常；增加冠脉流量；降低心肌耗氧量；扩张血管，降血压；降血脂，抗动脉粥样硬化；抗肝损伤；促进胃肠蠕动；抗变态反应；抗氧化等等。

注意事项 湿盛肿满、大便泄泻者切忌服用。

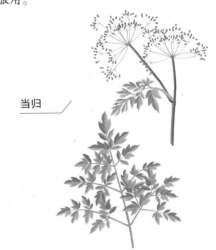

当归

 应/用/指/南

01 治疗肝癌

当归、瓦楞子各18克，漏芦12克，丹参、白扁豆、刺蒺藜各9克，石燕、香附各6克，半枝莲60克，水煎服，每日1剂。能减轻症状，消除肿痛，延长生命。

02 治疗月经不调

当归、熟地黄各9克，白芍药、川芎各6克，水煎服。

熟地黄

别名： 熟地。

来源： 玄参科植物地黄的炮制加工品。

性味归经： 微温，甘。归肝、肾经。

《本草纲目》记载熟地黄："填骨髓，长肌肉，生精血。补五脏内伤不足，通血脉，利耳目，黑须发，男子五劳七伤，女子伤中胞漏，经候不调，胎产百病。"

传统功用

1. 补血养阴：用于血虚萎黄、头晕目眩、心悸失眠，妇女血虚、月经不调、崩漏失血等。

2. 益精填髓：用于肝肾阴虚、腰酸腿软、头目眩晕、失眠健忘、遗精盗汗、阴虚火旺、骨蒸劳热、内热消渴、烦热多饮等。

用量用法

煎服，10～30克。重用久服宜与陈皮、砂仁同用，以防黏腻碍胃。

药材性状 为不规则的块片、碎块，大小、厚薄不一。表面乌黑色，有光泽，黏性大。质柔软而常韧性，不易折断，断面乌黑色，有光泽。气微，味甘。

药理作用 增强骨髓造血系统功能；抗血栓形成；抑制机体免疫力；降血压；抗氧化；调节异常的甲状腺功能。

注意事项 本品性质黏腻，有碍消化，凡脾胃虚弱、气滞痰多、脘腹胀满及食少便溏者忌服。

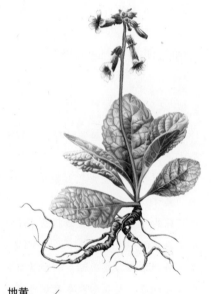

地黄

应/用/指/南

01 治疗宫颈癌

熟地黄、黄芪各12克，党参、白术、茯苓、当归、山药各9克，蜀羊泉、半枝莲各30克，切碎，加大枣5枚，水煎，分2次服，每日1剂即可。

02 治疗白血病

熟地黄、龟甲、黄芪各15克，急性子、赤芍药各9克，三棱、莪术、红花各6克，切碎，水煎服，每日1剂。宜于急、慢性白血病。

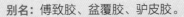

养血 养颜先养血

别名： 傅致胶、盆覆胶、驴皮胶。

来源： 马科动物驴的皮去毛后熬制而成的胶。

性味归经： 平，甘。归肺、肝、肾经。

阿胶

《本草纲目》记载阿胶："疗吐血、鼻出血、血淋、尿血，肠风，下痢。女人血痛、血枯，经水不调，无子，崩中，带下，胎前产后诸疾。男女一切风病，骨节疼痛，水气水肿，虚劳咳嗽喘急，肺痿唾脓血，及痈疽肿毒。和血滋阴，除风润燥，化痰清肺，利小便，调大肠。"

传统功用

1.补血止血：用于血虚萎黄、头晕、心悸，或吐血、出血、便血、崩漏等多种出血。

2.滋阴润燥：用于肺阴不足、肺燥干咳、少痰咯血、虚劳咳嗽等，热病伤阴、虚火上炎、心烦不眠、热病后期、热灼真阴、虚风内动、手足抽搐。

药理作用
促进造血功能；止血；耐缺氧；抗寒冷；抗疲劳；增强机体免疫功能；抗休克；利尿；抗辐射等。

注意事项
本品性质黏腻，有碍消化。如脾胃薄弱、不思饮食或纳食不消、呕吐泄泻者忌服。

用量用法

烊化对服，5～15克。

药材性状
本品呈整齐长方形或方形块。通常长约8.5厘米，宽约3.7厘米，厚约0.7厘米或1.5厘米。表面棕褐色或黑褐色，有光泽。质硬而脆，断面光亮，碎片对光照视呈棕色半透明状。气微，味甘。

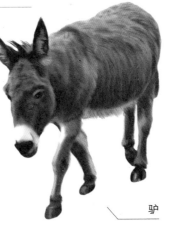

驴 阿胶

应/用/指/南

01 治疗小儿肺虚、气粗喘促

阿胶（麸炒）45克，牛蒡子（炒香）、甘草（炙）各9克，马兜铃（焙）15克，杏仁（去皮、尖，炒）7个，糯米（炒）30克。上药共为细末，每服3～6克，水一盏，煎至6分，饭后温服。

02 治疗妊娠腹痛、下痢不止

阿胶（炙）60克，黄连、石榴皮、当归各90克，艾叶45克。上药共为细末，水6升，煎至2升，分3次服。忌生冷肥腻。

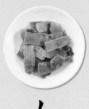

补气 养生先补气

人参

别名： 人衔、鬼盖、黄参、血参、神草、地精、棒槌。

来源： 五加科植物人参的干燥根。栽培者为"园参"，野生者为"山参"。

性味归经： 平，甘、微苦。归脾、肺、心经。

《本草纲目》记载人参："治男妇一切虚证，发热自汗，眩晕头痛，反胃吐食，痎疟，滑泄久痢，小便频数淋沥，劳倦内伤，中风中暑，痿痹，吐血，嗽血，下血，血淋，血崩，胎前产后诸病。"

传统功用

1.大补元气：用于气虚欲脱，症见面色苍白、心悸不安、虚汗不止、脉微欲绝者；气脱亡阳，兼有冷汗淋漓、四肢不温。

2.补脾益肺：用于脾胃虚弱、食少便溏、呕吐泄泻、舌淡脉缓、肺气不足、咳喘乏力。

用量用法

3～19克，宜小火另煎对服；野山参若研粉末吞服，一次2克，每日2次。

药材性状 1.生晒参（园参） 主根圆锥形或纺锤形，长3～15厘米。上端连接较细的根茎，交互排列，顶端茎痕旁常可见冬芽，下部分出2～3支根及少数细侧根，支根下部又生多数细长的须根，其表面有时有不明显的细小疣状突起。表面淡黄棕色，有不规则纵纹及细横纹。香气特异，味微苦、甘。

2.红参 主根呈纺锤形，侧根大多已除去，红棕色，半透明或土黄色，偶有不透明的暗黄褐色斑块；主根质地硬，折断面平坦、角质状。气微香而特异，味甘、微苦。

3.生晒山参 主根粗短，多具2支根并呈八字形或圆柱形，长2～10厘米。表面灰黄色，有纵纹，上部有细密螺旋纹。主根顶端根茎细长，碗状茎痕密集，靠主根的一段根茎较光滑而无茎痕，根茎旁生有下垂的不定根，形似枣核。支根上有稀疏细长的须根，有明显的疣状突起。

药理作用 增强机体免疫力；抗休克；小剂量增强心肌收缩力，大剂量减弱心肌收缩力；抗肿瘤；延缓衰老；耐缺氧等。

 应/用/指/南

01 治疗肺虚久咳

人参末60克，鹿角胶（炙，研末）30克。每服9克，用薄荷、淡豆豉汤一盏，葱少许，煎一二沸，倒入盏内，遇咳时，温服3～5口。

02 治疗消渴引饮无度

人参、栝楼根各等份，共为细末，炼蜜为丸，如梧桐子大，每服30丸，麦冬汤送服。

补气 养生先补气

黄芪

别名：黄耆、绵黄耆、独椹、箭黄芪、独根。

来源：豆科植物蒙古黄芪或膜荚黄芪的干燥根。

性味归经：微温，甘。归脾、肺经。

《本草纲目》记载黄芪："主痈疽久败疮，排脓止痛，大风癞疾，五痔鼠瘘，补虚，小儿百病。"

传统功用

1.补气健脾升阳：用于肺气不足、久咳虚喘、自汗脉虚、易感风寒，脾胃虚弱、食少纳呆、消瘦便溏、倦怠乏力、舌淡脉缓、脾虚中气下陷、久泻脱肛、脏器下垂。

2.益卫固表止汗：用于气虚自汗等。

3.利尿托疮生肌：用于气虚水肿、气血亏虚、疮疡难腐难溃或久溃不敛等。

用量用法

煎服，9～30克。

药材性状 根圆柱形，上粗下细，少有分枝，长20～60厘米，直径1～3厘米。表面淡黄棕色至深褐色，有明显的皱纹及横长皮孔。质硬而略韧，折断面纤维状，略带粉性，横切面皮部约占半径的1/3，乳白色至淡黄白色，木部淡黄色，射线细密，韧皮射线略弯曲，有裂隙。老根头断面木质部偶呈枯朽状，黑褐色或呈空洞。气微，味甘，嚼之微有豆腥味。

药理作用 增强机体免疫功能；抗氧化；延缓衰老；抗肿瘤；抗疲劳；耐缺氧；抗辐射；抗菌，抗病毒等。

注意事项 表实邪盛、气滞湿阻、食积内停、阴虚阳亢、热毒疮肿等均不宜使用。

蒙古黄芪

 应/用/指/南

01 治疗慢性肺心病

将黄芪注射液40毫升置于5%葡萄糖注射液或林格氏液250毫升中静脉滴注，每天1次，2周为1疗程。

02 治疗糖尿病

用黄芪30克，水煎服，或水煎后代茶饮用。或用黄芪30克，加枸杞子15克，水煎服。

03 治疗高血压

取黄芪、牡蛎各30克，女贞子、桑寄生各25克，牛膝10克，泽泻5克，钩藤20克，水煎服。

灵芝黄芪茶，历代医家推崇的"补药之长"

◆黄芪始载于《神农本草经》，列为上品，其补气之功为历代医家所推崇，素有"补药之长"的美誉；而灵芝草可以安神，两者用在一起可以补气、健脑，一举两得。

说到补气良药，黄芪当属第一。黄芪味甘，性温，入脾经和肺经，可以强健三焦，补益五脏，还能解脾湿、升肺气、强心、益肾气、补肝虚。如果你中气不足，身体比较虚弱，动不动就出汗，肺活量也比较小，甚至内脏出现下垂，此时最适合用黄芪来进补。

黄芪又被称为"小人参"，它的补气作用和人参很相似，但人参是大补元气的，作用非常迅猛；黄芪却补中气，性情相对温和，而且它比人参固表的作用更强。"固表"就是加强肌表的防护功能，和打仗加固城墙是一个意思。表固了以后，人就不容易生病。

除此之外，生黄芪还有利尿消肿和去毒生肌的作用，不仅适合肾炎、水肿病人食疗，对于虚胖的人还有减肥作用。另外，生黄芪还有扩张血管、降低血压的作用。老年人吃黄芪，可以防治中风和高血压；年轻人吃黄芪，可以增强抵抗力，预防感冒。金代著名的医家张元素说："黄芪甘温纯阳，其用有五：补诸虚

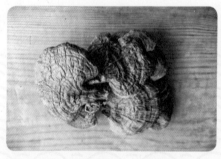
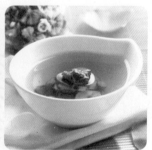

不足，一也；益元气，二也；壮脾胃，三也；去肌热，四也；排脓止痛，活血生血，内托阴疽，为疮家圣药，五也。"

　　说完了黄芪，再来说一下灵芝，灵芝具有补脑安神的作用，和黄芪一起来使用可以起到补气、健脑、安神的作用。灵芝味苦，而黄芪味甜，两者放在一起更容易被人们接受。灵芝黄芪茶的做法是：取炙黄芪15克、野生灵芝15克，放在一起煎服即可。我们用黄芪来补气的时候，可以在炖肉、炖鸡、炖鸭时，根据自己的口味加入一些黄芪，以增加滋补作用。民间就有黄芪煨大枣、黄芪炖母鸡、黄芪煮黑豆等美味佳肴。

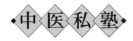

中医私塾

　　黄芪最主要的功效是补气，因此气虚、气血不足、中气下陷的人都可以用黄芪来补气。气虚的人平时体质虚弱，少言乏力；气血不足的人就是既气虚又血虚；中气下陷的人常有脱肛、胃下垂、子宫脱垂等症状。有以上症状的患者，都可以在医生的指导下服用黄芪。

西洋参

别名： 西洋人参、洋参、西参、花旗参、广东人参。

来源： 五加科植物西洋参的干燥根。

性味归经： 凉，甘、微苦。归肺、心、肾经。

《本草从新》这样记载西洋参："补肺降火，生津液，除烦倦。虚而有火者相宜。"

传统功用

补气养阴，清火生津：用于肺肾阴虚火旺、劳热咯血等，常与滋阴降火药同用；外感热病、气阴两伤、烦倦口渴等，常配伍清热生津药；津液不足、口干舌燥等。此外，还可治疗肠热津亏之便血。

用量用法

另煎对服，3~6克。

药材性状 主根圆柱形或短圆柱形，下部有分枝状支根，有时下部无支根分枝则主根呈圆锥形或纺锤形，长1.5~9厘米，直径0.5~3厘米，外表淡黄色或土黄色，有密集的细环纹，另有纵皱及少数横长皮孔。支根无或2~6个，具须根，上有疣状突起。质硬脆，断面淡黄白色，有棕色或棕黄色环，皮部散有橙红色或红棕色小点，有放射状裂隙。气微而特异，味微苦、甘。

药理作用 耐缺氧；抗疲劳；抗应激；抗心律失常；可调节中枢神经系统；促进肾上腺皮质激素分泌。

注意事项 脾胃虚寒者应慎用。忌用铁器及火炒。反藜芦。

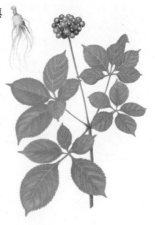

西洋参

 应/用/指/南

01 治疗心肌炎后遗症

西洋参、生姜各6克，麦冬、生地黄、大枣、白芍药各12克，五味子、桂枝、炙甘草、火麻仁各10克，黄芪20克，阿胶15克，水煎服即可。

02 治疗体质虚弱

西洋参6克，麦冬、何首乌、黄精各15克，生地黄20克，冬虫夏草5克，水煎服。

03 治疗便血

西洋参蒸桂圆服之。

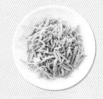

传统功用

补气生津：用于脾虚食少、倦怠乏力、心悸自汗、肺虚咳嗽、津亏口渴等。尤以气阴不足、火不盛者及小儿用之为宜。

用量用法

煎服，9～30克。

药材性状 块根细长纺锤形或细长条形，稍弯曲，长2～8厘米，少数可达12厘米，直径2～6毫米，顶端残留极短的茎基或芽痕，下部渐细呈尾状。表面黄白色至土黄色，较光滑，略具不规则的细纵纹及横向凹陷，其间有须根痕。质硬脆，易折断，断面平坦，类白色或黄白色，角质样；晒干者类白色，有粉性。味甘、微苦。

药理作用 可增强机体免疫力；延缓衰老；抗疲劳；抗应激；抗病毒；抗肿瘤；镇静；镇咳等。

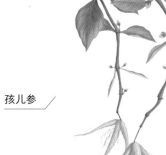

孩儿参

补气 养生先补气

太子参

别名： 孩儿参、童参、四叶参、米参。

来源： 石竹科植物孩儿参的干燥块根。

性味归经： 平，甘、微苦。归脾、肺经。

《饮片新参》记载太子参："补脾肺元气，止汗生津，定虚悸。"

应/用/指/南

治疗肺虚咳嗽、脾虚食少、老年人气虚体弱

太子参75克，熟羊肋条肉350克，水发香菇、玉兰片各25克，鸡蛋1个，调料适量。将太子参水煎取浓缩汁5毫升备用。羊肉切成薄片。鸡蛋、淀粉加糖色少许搅成糊，放入肉调匀。香菇、玉兰片皆切成坡刀片，同葱姜丝放在一起，待锅中油烧至五成热时下锅，炸成红黄色，出锅滗油。锅内留底油，入花椒10余个炸黄捞出，将葱、姜、香菇、玉兰下锅煸炒，加入清汤400毫升及酱油、精盐、味精、黄酒各适量，再将羊肉及太子参浓缩汁放入，烧熟盛盘即可。

别名： 山蓟、山芥、天蓟、山姜、山连、冬白术。

来源： 菊科植物白术的干燥根茎。

性味归经： 温，甘、苦。归脾、胃经。

白术

《医学启源》记载白术："除湿益燥，和中益气。其用有九：温中，一也；去脾胃中湿，二也；除胃热，三也；强脾胃，进饮食，四也；和胃，生津液，五也；主肌热，六也；治四肢困倦，目不欲开，怠惰嗜卧，不思饮食，七也；止渴，八也；安胎，九也。"

传统功用

1. 益气健脾，固表止汗：用于脾气虚弱、食少便溏、倦怠乏力、中焦虚寒、脘腹冷痛、大便泄泻。

2. 燥湿利水安胎：用于脾虚水肿、妊娠脾虚气弱、胎动不安等。

用量用法

煎服，6～12克。

药材性状 根茎呈不规则的肥厚团块，长3～13厘米，直径1.5～7厘米。表面灰黄色或灰棕色，

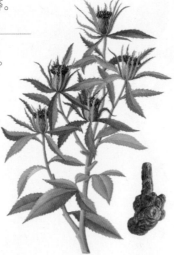

有瘤状突起及断续的纵纹和沟纹，并有须根痕，顶端有残留茎基和芽痕。质坚硬，不易折断，断面不平坦，黄白色至淡棕色，有棕黄色的点状油室散在，烘干者断面角质样，色较深或有裂隙。气清香，味甘、苦，嚼之略带黏性。

药理作用 增强机体免疫功能；抗肝损伤；促进胆汁分泌；抗氧化；抗肿瘤；抗凝血；抗菌等。

注意事项 阴虚内热或津液亏耗者应慎用。

白术

应/用/指/南

01 治疗胃癌

白术15克，红参、黄芪、茯苓各9克，诃子肉6克，炙甘草、干姜各3克，丁香2克，水煎，一次服完。

02 治疗白血病

白术、黄精、何首乌各15克，黄芪、党参、当归、熟地黄、枸杞子、鸡血藤各9克，白芍

药6克，炙甘草3克，水煎服，每日1剂。适用于各型急性白血病，能使症状完全或部分缓解。

03 治疗脾虚之脘腹胀满

白术60克，枳实30克，研末，荷叶裹饭烧熟捣和为丸，每次9克，每日2～3次，温开水送服。

补气 养生先补气

饴糖

- **别名**：胶饴、软糖。
- **来源**：米、麦、粟或玉蜀黍等粮食经发酵糖化制成。
- **性味归经**：温，甘。归脾、胃、肺经。

《本草纲目》记载饴糖："解附子、草乌头毒。"《名医别录》
记载饴糖："主补虚乏，止渴，去血。"

传统功用

1.补脾益气，缓急止痛：用于脾胃气虚、中焦虚寒、纳少乏力、脘腹冷痛等。常与益气温中养血药同用。

2.润肺止咳：用于肺虚久咳、气短气喘、干咳少痰等。常配伍止咳药。

用量用法

入汤剂须烊化冲服，每次15～20克；亦可熬膏或入丸剂。

药材性状 本品以色浅黄、质黏稠、味甘无杂味、为上品。

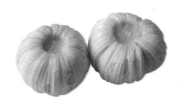

饴糖

应/用/指/南

01 治疗小儿顿咳

萝卜500克，捣烂，绞汁，加饴糖20克，蒸化，趁热慢慢服用。

02 治疗腹痛、呕吐、不欲食

人参9克，干姜5克，花椒3克，煎汤取汁，加入饴糖15克，再煎溶化后服。

03 治疗气血不足、心悸不宁、面色无华

桂枝6克，白芍药12克，生姜9克，大枣15克，甘草3克，煎汤取汁，加饴糖20克，再煎溶化后温服。

04 治疗风寒咳嗽

饴糖适量，生姜10克。将生姜洗净，切丝，放入瓷杯内，用滚开水冲泡，加盖温浸10分

钟，再加入饴糖适量，代茶频频饮服，不拘时间和次数，无须出汗。

05 治疗脾虚食少、胃虚作痛

饴糖30克，大米50克。以大米煮粥，粥熟入饴糖，调匀。空腹食之。

06 治疗外感风寒哮喘性支气管炎

饴糖250克，干姜30克，淡豆豉15克，植物油少许。将干姜、淡豆豉加水用小火煎煮，每30分钟取汁一次，共取2次。混合两次液汁用小火煎浓，然后加饴糖搅匀，再继续用小火煎熬，至用筷子能挑起糖丝时停火。将浓汁倒入涂有植物油的陶瓷盘内，摊平，稍凉，用刀划成100小块即成。每日3次，每次服食3小块。

自测：你的气血是否充足

◆每个人都希望自己脸色红润、皮肤健康、充满活力，可是生活的压力，情感的纠葛，以及不正确的生活方式却在慢慢消耗我们的气血，让我们变得面如土色，精神不振。怎样才能了解自己的气血是否充足呢？看看下面几点，你就知道答案了。

"有诸内者，必形诸外"，想要知道身体内部的情况，只要看看外部的表现就可以了解个八九不离十了。

眼睛

如果眼睛清澈明亮而有神，说明肝血比较充足；如果眼睛晦暗，无精打采，且眼白浑浊、发黄，就说明肝血不足。

头发

根据中医的说法"发为血之余"，如果你年纪轻轻头发就变白，且容易发火，很可能是因为肝郁血热造成；如果头发不但变白，还大量脱发，说明你的气血严重不足，以至无法滋养头皮。

手

手常温热说明气血充足；相反如果周围的环境很温暖，手依然冰凉，就说明气血不足；另外也可以通过观察指腹来判断血气。如果手指腹饱满，肉多而有弹性，就说明气血较充足，反之就说明气血亏虚。

皮肤

如果你的皮肤白里透红，有弹性，有光泽，没有斑点，则说明你肺部的气血是充足的；反之，如果你的皮肤晦暗，没有弹性，没有光泽，说明你的身体状态很差，气血一定是不足的。

最后，还可以根据自己的体力、精力来进行判断。如果干点活就感到很累，走一段路就觉得头昏脑涨、浑身无力，这也是气血不足的表现；需要好好调补身体、加强锻炼。当摆脱气血亏虚的困扰后，就会感到浑身有劲，神采奕奕。

党参

补气 养生先补气

别名： 上党人参、黄参、狮头参、中灵草。

来源： 桔梗科植物党参、素花党参或川党参的干燥根。

性味归经： 平，甘。归脾、肺经。

《药性集要》记载党参："能补脾肺，益气生津。"

《本草从新》记载党参："补中益气，和脾胃，除烦渴。"

传统功用

1.补中益气：用于脾胃虚弱、中气不足、纳少便溏，肺虚咳喘、短气乏力等。

2.养血生津：用于血虚萎黄或气血两虚，常与补血药同用；热伤气津，常配伍生津敛汗药。

用量用法

煎服，9～30克。

药材性状 1.党参 根略呈圆柱形、纺锤状圆柱形或长圆锥形，少分枝或中部以下有分枝，长15～45厘米，直径0.5～2.5厘米。表面灰黄、灰棕或红棕色，有纵沟及皱缩，疏生横长皮孔，上部多环状皱纹，近根头处尤密，根头有突起的茎痕及芽痕。

2.素花党参 根稍短，长不超过30厘米，少分枝。表面灰棕色，栓皮粗糙，上部环纹密集，油点多。质坚韧，断面不甚平整。

3.川党参 根下部很少分枝。表面灰棕色，栓皮常局部脱落。断面皮部肥厚，裂隙较少。

药理作用 增强机体免疫功能；提高机体抗应激能力；延缓衰老；抗溃疡；抗肿瘤等。

注意事项 反藜芦。

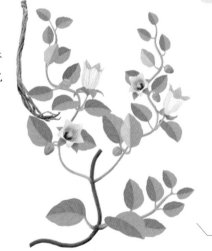

党参

应/用/指/南

01 治疗元气虚弱、语音低微、四肢无力

党参500克（切片），沙参250克（切片），桂圆肉120克。水煎浓汁，滴水成珠，用瓷器盛贮，每用一酒杯，空心沸水冲服，冲入煎药亦可。

02 治疗因服寒剂而损伤脾胃、口舌生疮者

党参（焙）、炙黄芪各6克，茯苓3克，生甘草1.5克，白芍药2.1克。水煎，温服。

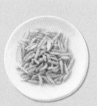

麦冬

别名： 麦门冬、寸冬、沿阶草。

来源： 百合科植物麦冬的干燥块根。

性味归经： 微寒，甘、微苦。归心、肺、胃经。

《本草纲目》记载麦冬："去心热，止烦热，寒热体劳，下痰饮。"

传统功用

1.清心除烦：用于温病邪热入营、身热夜甚、烦躁不安、热伤气阴、心烦口渴、汗出体倦、心阴不足、心烦不眠、舌红少苔。

2.养阴润肺：用于阴虚肺燥、干咳、燥咳、劳热咯血症等。

用量用法

煎服，6～12克。

药材性状 块根呈纺锤形，两端略尖，长1.5～3厘米，直径0.3～0.6厘米。表面黄白色或淡黄色，有细纵纹。质柔韧，断面黄白色，半透明，中柱细小。气微香，味甘、微苦。

药理作用 可增强机体免疫力；清除自由基；延缓衰老；改善心脏血流动力学；抗心肌缺氧；抗心肌梗死；抗心律失常；提高耐缺氧能力；降血糖；抑制胃肠平滑肌收缩；抗菌等。

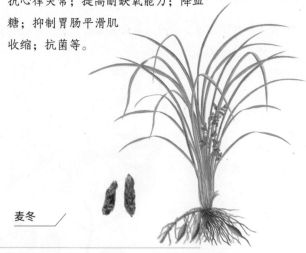

麦冬

 应/用/指/南

01 治疗慢性胃炎

麦冬、太子参、丹参各15克，制半夏、炒栀子、牡丹皮各7.5克，柴胡、甘草各6克，生白芍药、青皮各10克，水煎服。

02 治疗骨蒸肺痿、四肢烦热、不思饮食、口干渴

麦冬（去心，焙）、地骨皮各150克。上2味粗捣筛，每服5～10克。或麦冬20克，加水400毫升，煎至200毫升，去渣，分2次温服，空腹、饭后各服1次。

03 治疗火逆上气、咽喉不利

麦冬7升，半夏1升，人参、粳米各90克，甘草60克，大枣12枚。上6味，以水2400毫升，煮取1200毫升，温服200毫升，每日3次。

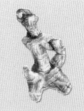

黄精

别名： 萎蕤、野生姜、山生姜、土灵芝、老虎姜、鸡头参。

来源： 本品为百合科植物黄精或多花黄精、滇黄精的干燥根茎。按形状不同，习称"鸡头黄精""姜形黄精""大黄精"。

性味归经： 平，甘。归脾、肺、肾经。

《本草纲目》记载黄精："补诸虚，止寒热，填精髓。"

传统功用

1.润肺滋阴：用于肺阴不足、肺虚燥咳等。

2.补脾益气：用于脾胃虚弱、食少纳呆、脾胃阴虚、口干纳少、舌红便秘等。

3.补肾益精：用于肾虚精亏、腰酸、头晕、足软无力等。此外，还可用于消渴属气阴两虚者。

用量用法

煎服，9～15克。

药材性状 1.黄精 根茎结节状。一端粗，类圆盘状，一端渐细，圆柱状，长2.5～11.0厘米。粗端常有短分枝，上面茎痕明显，周围隐约可见环节。环节明显，有较多须根或须根痕。表面黄棕色，有的半透明，具皱纹，圆柱形处有纵行纹理。质硬脆或稍柔韧。

2.多花黄精 根茎连珠状或块状，稍带圆柱形，直径2～3毫米。每一结节上茎痕明显，圆盘状，直径约1厘米。圆柱形处环节明显，有众多须根痕。表面黄棕色，有细纹。质坚实，稍带柔韧。

3.滇黄精 根茎肥厚，姜块状或连珠状，直径2～4厘米或以上，每一结节有明显茎痕，圆盘状，稍凹陷，须根痕多。表面黄白至黄棕色，有明显环节及不规则纵纹。质实，较柔韧，不易折断。味苦者不可药用。

药理作用 提高机体免疫功能；增强心肌收缩力；降血脂；降血糖；延缓衰老；抗病原微生物；提高耐缺氧能力等。

注意事项 脾虚有湿，中寒便溏者忌用。

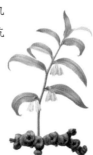

多花黄精

应/用/指/南

01 治疗胃热口渴

黄精18克，**熟地黄**、山药各15克，天花粉、麦冬各12克，水煎服。

02 治疗精气不足

枸杞子（冬采者佳）、黄精等份，捣为末，炼制蜜丸，如梧桐子大。每服50丸，温水送服。

墨旱莲

别名： 旱莲草、金陵草、莲子草、墨菜、黑墨草、水旱莲、墨汁草。

来源： 菊科植物鳢肠的干燥地上部分。

性味归经： 寒，甘、酸。归肾、肝经。

《本草纲目》记载墨旱莲："乌须发，益肾阴。"

传统功用

1.凉血止血：用于阴虚内热、血热妄行引起的吐血、衄血、咯血、尿血及崩漏出血等。

2.滋补肝肾：用于肝肾阴虚之头晕目眩、须发早白、腰痛筋软等。

用量用法

煎服，6~12克；外用鲜品适量。

药材性状 全草被白色茸毛。根须状，长5~10厘米。茎圆柱形，多分枝，直径2~7毫米，表面灰绿色或稍带紫，有纵棱，质脆，易折断，断面黄白色，中央为白色疏松的髓部，有时中空。叶对生，多卷缩或破碎，墨绿色，完整叶片展平后呈披针形，长3~10厘米，宽0.5~2.5厘米，全缘或稍有细锯齿，近无柄。头状花序单生于枝端，直径6~11毫米，总花梗细长，总苞片5~6，黄绿色或棕褐色，花冠多脱落。瘦果扁椭圆形，棕色，表面有小瘤状突起。气微，味微咸。

药理作用 增强机体免疫力；止血；抗肝损伤；增加冠脉血流量；抗诱变；镇静，镇痛等。

鳢肠

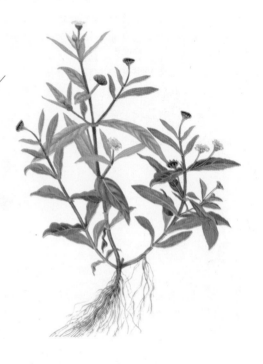

 应/用/指/南

01 治疗咳嗽咯血

墨旱莲60克，捣烂绞汁，开水冲服。

02 治疗便血

墨旱莲，瓦上焙，研末。每服6克，米汤送服。

03 治疗妇女阴痒

墨旱莲120克，水煎服。或另加钩藤根少许，并煎汁，加白矾少许外洗。

滋阴 阴阳平和，延缓衰老

别名：上甲、鳖壳、甲鱼壳、团鱼壳、团鱼盖、团鱼甲。

来源：鳖科动物鳖的背甲。

性味归经：寒，咸。归肝、肾经。

鳖甲

《本草纲目》记载鳖甲："除老疟、疟母，阴毒腹痛，劳复，食复，斑痘烦喘，小儿惊痫，妇人经脉不通，难产，产后阴脱，丈夫阴疮，石淋，敛溃痈。"

传统功用

1.补脾益气，缓急止痛：用于脾胃气虚、中焦虚寒、纳少乏力、脘腹冷痛等。常与益气温中养血药同用。

2.润肺止咳：用于肺虚久咳、气短气喘、干咳少痰等。常配伍止咳药。

用量用法

入汤剂须烊化冲服，每次15～20克；亦可熬膏或入丸剂。

药材性状 甲片呈椭圆形或卵圆形，背面隆起，长10～15厘米，宽9～14厘米。外表面黑褐色或墨绿色，略有光泽，具网状皱纹及灰黄色或灰白色斑点，中间有一条纵棱，两侧各有左右对称的横凹纹8条，外皮脱落后，可见锯齿状嵌接缝，内表面类白色，中部有突起的背椎骨，颈骨向内卷曲，两侧各有肋骨8条，伸出边缘。质坚硬。气微腥，味淡。

药理作用 补血；抗肿瘤。

注意事项 脾胃虚寒者慎服。

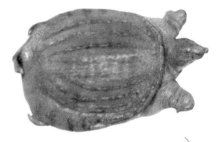

鳖

应/用/指/南

01 治疗阴虚潮热

鳖甲、地骨皮、柴胡各30克，秦艽、当归、知母各15克，捣散，为秦艽鳖甲散，加青蒿5叶，乌梅少许，水煎服。

02 治疗癥瘕血结

鳖甲30克，大黄（酒拌炒）15克，琥珀末9克。将鳖甲汤泡洗净，米醋浸一宿，火上炙干，再浸再炙，以甲酥为度，研极细末，再与其他药研匀，每服6克，温开水调服。

桑葚

别名：桑实、桑果、乌葚、桑枣、桑葚子、桑粒。

来源：桑科植物桑的干燥果穗。

性味归经：寒、甘。归肝、肾经。

《本草纲目》记载桑葚："捣汁饮，解中酒毒。酿酒服，利水气，消肿。"

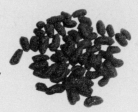

传统功用

1.滋阴补血：用于肝肾不足、精血亏虚、头晕目暗、耳鸣失眠、须发早白等。

2.生津润燥：用于津伤内热消渴、阴虚肺燥干咳、津伤肠燥便秘等。

用量用法

煎服，9～15克。

药材性状 聚花果由多数小瘦果集合而成，呈长圆形，长1～2厘米，直径5～8毫米。黄棕色、棕红色至暗紫色，有短果序梗，小瘦果卵圆形，稍扁，长约2毫米，宽约1毫米，外具肉质花被片4枚。气微，味微酸而甜。

药理作用 增强免疫功能。

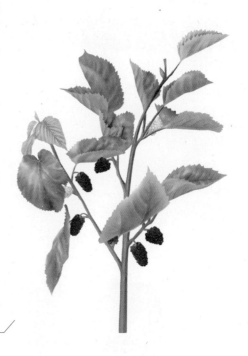

桑

应/用/指/南

01 治疗心肾衰弱之失眠或习惯性便秘

鲜桑葚30～60克，水适量煎服。

02 治疗腹痛

桑葚绢包风干，过伏天为末。每服9克，热酒送服，取汗。

03 治疗须发早白、脱发

将鲜桑葚1000克（或干品500克）洗净，加水适量煎煮，每30分钟取煎液一次，然后加水再煮，共取煎液2次。合并煎液后，再以小火煎熬浓缩，至较为黏稠时，加蜂蜜300克煮沸停火，待冷后装瓶备用。每次1汤匙，以沸水冲化饮用，每日2次。

传统功用

1. 清热泻火：用于外感温热、壮热烦渴、脉洪大有力的气分实热证。

2. 滋阴润燥：用于肺燥干咳、内热消渴、阴虚火旺、骨蒸劳热、肠燥便秘。

用量用法

煎服，6～12克。

药材性状 1.毛知母 根茎扁圆长条状，微弯曲，偶有分枝，长3～15厘米，直径0.8～1.5厘米，一端有浅黄色的茎叶残痕，习称"金包头"。表面黄棕色至棕色，上面有一凹沟，具紧密排列的环状节，节上密生黄棕色的残存叶基，下面略凸起，有纵皱纹及凹点状或凸起的根痕及须根。质坚硬，易折断，断面黄白色，颗粒状。气微，味微甜、略苦，嚼之带黏性。

2.知母肉 外皮大部分已除去，表面黄白色，有的残留少数毛须状叶痕及凹点状根痕。

药理作用 解热；降血糖；抗血小板聚集；抗病原微生物等。

注意事项 本品性寒质润，能滑肠，故脾虚便溏者不宜使用。

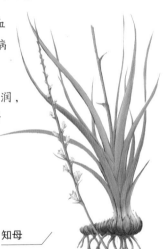

知母

滋阴 阴阳平和，延缓衰老

知母

别名：连母、水参、货母、韭逢、东根、苦心、儿草、兔子油草、山韭菜、虾草。

来源：百合科植物知母的干燥根茎。

性味归经：性寒，味苦、甘。归肺、胃、肾经。

《本草纲目》记载知母："安胎，止子烦，辟射工、溪毒。泻肺火，滋肾水，治命门相火有余。"

 应/用/指/南

01 治疗前列腺肥大

知母、黄檗、牛膝各12克，丹参20～30克，大黄10～15克，益母草30克，水煎服。

02 治疗糖尿病

生山药30克，生黄芪15克，知母18克，生鸡内金6克，葛根4.5克，五味子9克，水煎服。

03 治疗便秘

知母与生首乌、火麻仁各等份，可用于阴虚肠燥的便秘，水煎服。

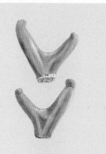

鹿茸

别名: 斑龙珠。

来源: 鹿科动物梅花鹿或马鹿的雄鹿未骨化密生茸毛的幼角。

性味归经: 温,甘、咸。归肾、肝经。

《本草纲目》记载鹿茸:"生精补髓,养血益阳,强健筋骨。治一切虚损,耳聋,目暗,眩晕,虚痢。"

传统功用

1.补肾阳,益精血,调冲任:用于肾阳不足、精血亏虚所致腰膝冷痛、遗精滑泄、阳痿早泄、小便频数,或妇女下焦虚寒、冲任不固、崩漏带下、宫冷不孕等。

2.强筋骨,托疮毒:用于肾虚筋骨软弱及疮疡久溃不敛、阴疽内陷。

用量用法

研末冲服,1~2克。

药材性状 1.梅花鹿茸 呈圆柱状分枝,具一个分枝者习称"二杠",长14~21厘米,锯口直径4~5厘米,距锯口约1厘米处分出侧枝,长9~15厘米,略细,顶端钝圆而微弯。外皮红棕或棕色,多光润,密被红黄或棕黄色的细茸毛,下部毛较疏,分岔间具一条灰黑色筋脉,皮茸紧贴。锯口面白色,有致密的蜂窝状小孔,外围无骨质。体轻,气微腥,味微咸。具2个分枝者习称"三岔",大挺下部多有纵棱筋及突起疙瘩,皮红黄色,茸毛较疏而粗。二茬茸与头茬茸相似,但挺长而不圆或下粗而上细,下部有纵棱筋。皮灰黄色,毛较粗糙。

2.马鹿茸 较粗大,分叉较多,1个侧枝者习称"单门",2个者习称"莲花",3个者习称"三岔",4个者习称"四岔"。大挺长25~27厘米,直径约3厘米。外皮灰黑色,茸毛青灰或灰黄色,锯口面外皮较厚,灰黑色,中部密布细孔,质嫩。莲花大挺长可达33厘米,下部有棱筋,锯口面蜂窝状小孔稍大。三岔皮色深,质较老。四岔毛粗而稀,大挺下部具棱筋及疙瘩,分枝顶端多无毛。

药理作用 增强机体免疫功能;促进生长发育;延缓衰老;增加冠脉流量;抗溃疡;促进创伤愈合等。

附药

鹿角胶为鹿角经水煎熬、浓缩制成的固体胶。味甘、咸,性温,归肝、肾经。能温补肝肾,益精养血,又善止血。适用于肾阳不足、精血亏虚、阳痿滑精、腰膝酸冷、虚劳羸瘦、崩漏下血、便血尿血、阴疽肿痛。烊化对服,3~6克。

传统功用

1.补肾助阳益精：用于肾虚阳痿、女子宫冷不孕、下焦虚冷、小便频数、小腹冷痛、月经不调等。

2.祛风除湿：用于肾虚兼风湿痹证、腰膝疼痛、筋骨痿软无力等。

用量用法

煎服，5～15克。

药材性状 根扁圆柱形或圆柱形，略弯曲，长度不等，直径1～2厘米。表面灰黄色或灰黄棕色，有的微带紫色，具纵纹及深陷的横纹，有的呈缢缩状或皮部横向断离而露出木部，形如鸡肠。质坚韧，折断面不平，皮部厚5～7毫米，淡紫色，木部直径2～4毫米。气微，味甘而微涩。

药理作用 抗疲劳；促肾上腺皮质激素样作用。

注意事项 阴虚火旺或有湿热者不宜使用。

壮阳 疲惫去无踪

巴戟天

别名： 巴戟、兔子肠、鸡肠风。

来源： 茜草科植物巴戟天的干燥根。

性味归经： 微温，辛、甘。归肾、肝经。

《本草纲目》记载巴戟天："治脚气，去风疾，补血海。"

巴戟天

 应/用/指/南

01 治疗男性不育症

巴戟天、覆盆子各25克，熟地黄、菟丝子、枸杞子各30克，茯苓20克，车前子、肉桂、沉香各10克，五味子15克，鹿茸、胡桃仁各5克。将上药研末，炼蜜为丸，每丸重9克，每次服1丸，每日3次。

02 治疗阳痿

巴戟天、人参各30克，肉桂、当归各9克，炒枣仁、黄芪各15克，远志、柏子仁、菟丝子各6克，茯神、高良姜、附子各3克。水煎服，每日1剂，分2次服。

海狗肾

别名： 腽肭脐。

来源： 海狗科动物海狗，或海豹科动物斑海豹的雄性外生殖器。

性味归经： 热，咸。归肾经。

《日华本草》记载海狗肾："补中，益肾气，暖腰膝，助阳气，破癥结，疗惊狂痫疾。"

传统功用

暖肾壮阳，益精补髓：用于肾阳虚衰所致的阳痿，宫冷不孕，精少不育等及肾阳衰微，心腹冷痛。

用量用法

研末服用，每次1～3克，每日2～3次；或入丸、散。

药材性状 海狗肾来源不一，药材品种复杂，一般所用进口海狗肾为干燥的阴茎和睾丸。阴茎呈圆柱形，先端较细，长28～32厘米，干缩，有不规则的纵沟及凹槽，有一条纵向的筋。外表黄棕色或黄色，杂有褐色斑块。后端有一长圆形、干瘪的囊状物，约4厘米×3厘米，或有黄褐色毛。睾丸2枚，扁长圆形，棕褐色，半透明，各有一条细长的输精管与阴茎末端相连。输精管黄色，半透明，通常绕在阴茎上。附睾皱缩，附在睾丸的一侧，乳黄色。以形粗长、质油润、半透明、无腥臭者为佳。

药理作用 雄性激素样作用。

注意事项 阴虚有热者忌服。

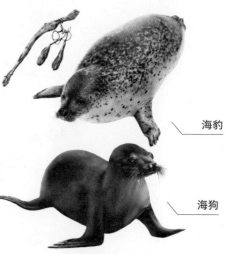

海豹

海狗

应/用/指/南

01 治疗下腹冷痛不可忍

海狗肾（焙炒，切碎）、吴茱萸（汤洗，焙炒）、甘松（汤洗，焙炒）、陈皮（汤浸去白，焙炒）、高良姜各等份。上5味捣碎为末，先用猪白腰1个，去脂膏，葱白3段，花椒14粒，盐一捻，同细锉银石器中炒，入无灰酒3盏，煮令熟，去渣。每服3.5克盏，调药10克匙，每日3次。

02 治疗中老年人元气不足、肾阳虚衰所致的阳痿

海狗肾1具，红参1根，高粱酒1.5升。先将海狗肾洗净，切碎，入布袋，与红参一同置于容器中，加入高粱酒，密封，浸泡10～15天后即可取用，酒尽添酒，味薄即止。口服，每次服10毫升，每日2次。

壮阳 疲惫去无踪

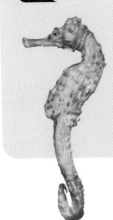

海马

别名：水马、马头鱼、龙落子。

来源：海龙科动物线纹海马、三斑海马、刺海马、大海马或小海马（海蛆）的干燥体。

性味归经：温，甘。归肝、肾经。

《本草纲目》记载海马："暖水藏，壮阳道，消瘕块，治疗疮肿毒。"

传统功用

补肾壮阳，散结消肿：用于肾阳不足、阳痿遗精、尿频遗尿、腰膝酸痛及瘕瘕积块、痈肿疮毒、外伤瘀血肿痛等。

用量用法

研末服，3～9克。外用适量，研末敷患处。

药材性状 1.线纹海马 呈扁长形而弯曲，体长约30厘米。表面黄白色。头略似马头，有冠状突起，具一管状长吻，口小，两眼深陷。躯干部七棱形，尾部四棱形，渐细卷曲，体上有瓦楞形的节纹并具短棘。体轻，骨质坚硬。气微腥，味微咸。

2.三斑海马 体侧背部第1、4、7节的短棘基部各有一黑斑。

3.刺海马 体长达15～20厘米，头部及体上环节间的棘细而尖，其尖端呈黑褐色。

4.大海马 体长20～30厘米，黑褐色，头部及体侧有细小暗色或银白色斑点。

5.小海马 体形小，长7～10厘米，黑褐色，节纹及短棘均较细小。

药理作用 性激素样作用；延缓衰老；抗血栓形成等。

注意事项 孕妇及阴虚火旺者忌用。

应用/指南

01 治疗瘕瘕积块

海马1对（雌者黄色，雄者青色），木香30克，大黄（炒、锉）、青橘皮（汤浸，去白，焙）、白牵牛（炒）各60克，巴豆49粒。上6味，以童子小便浸软青橘皮，裹巴豆，以线系定，入小便内再浸7日，取出，麸炒黄，去巴豆，只使青橘皮并余药粗捣筛。每服1.5克，水1盏，煎3～5沸，去渣，临睡前温服。

02 治疗发背诸恶疮，兼治疗疮

海马（炙）1双，穿山甲（黄土炒）、水银、朱砂各6克，雄黄9克，轻粉3克，麝香少许。上除水银外，各研为末和合，入水银再研至无星。针破疮口，点药入内，每日1点。

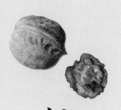

壮阳 疲惫去无踪

核桃仁

别名：胡桃肉、胡桃仁、羌桃。

来源：胡桃科植物胡桃的干燥成熟种子。

性味归经：温，甘。归肾、肺、大肠经。

《本草纲目》记载核桃仁："补气养血，润燥化痰，益命门，利三焦，温肺润肠。治虚寒喘嗽，腰脚重痛，心腹疝痛，血痢肠风，散肿毒，发痘疮，制铜毒。"

传统功用

1.补肾助阳：用于肾虚腰疼、筋骨无力等。

2.温肺止咳：用于肺虚或肺肾两虚之久咳气喘、虚寒喘咳等。

3.润肠通便：用于肠燥便秘。

用量用法

煎服，10～30克。

药材性状 种子完整者类球形，由两片呈脑状的子叶组成，直径1～3厘米，一端可见三角状突起的胚根。通常两瓣裂或破碎成不规则块状。种皮菲薄，淡棕色至深棕色，有深色纵脉纹。子叶黄白色，碎断后内部黄白色或乳白色，富油性。气微，味甘；种皮味涩、微苦。

药理作用 抗氧化；抗衰老；镇咳；抗肿瘤。

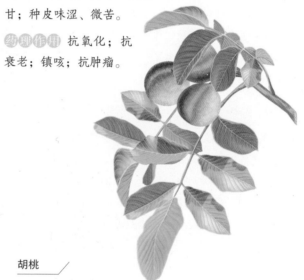

胡桃

 应/用/指/南

01 治疗肾虚腰痛，或虚寒咳喘、便秘

核桃仁10克，炒香嚼食。

02 治疗肾虚阳痿

核桃仁200克，马蹄150克，老鸭1只，鸡肉泥120克，鸡蛋清适量，玉米粉、黄酒、食盐少许。将老鸭宰杀后，去内脏洗净，由沸水烫

一遍，装入盘内，放葱、姜、食盐、黄酒，上笼蒸熟后取出。将老鸭对半切开，另用鸡蛋清、玉米粉、黄酒调成糊状，再把核桃仁、马蹄剁碎加入糊中，拌匀后，铺在鸭内膛上。将鸭子放入大油锅中用温火炸酥，成金黄色捞出，用刀切成条块，放入盘内，以蔬菜围边。

传统功用

1.补肺益肾，定喘：用于肺肾两虚，纳气无力，久咳气喘等。常与人参同用。

2.助阳益精：用于肾阳大亏，精血虚损，男子阳痿等。

用量用法

5～10克，多入丸散或酒剂。

药材性状 本品呈扁片状，头颈部及躯干部长9～18厘米，腹背部宽6～11厘米，尾长6～12厘米。头略呈扁三角状，两眼多凹陷成窟窿，口内有细齿，生于颚的边缘，无异型大齿。吻部半圆形，吻鳞不切鼻孔，与鼻鳞相连，上鼻鳞左右各1片，上唇鳞12～14对，下唇鳞21片。腹背部呈椭圆形，腹薄。背部呈灰黑色或银灰色，有黄白色或灰绿色斑点散在或密集成不显著的斑纹，脊椎骨及两侧肋骨突起。四足均具5趾，除前足第1支趾外，其余均有钩爪。尾细而坚实，微显骨节，与背部颜色相同，有7个明显的银灰色环带。全身密被圆形或多角形微有光泽的细鳞，散有紫褐色疣鳞，腹部鳞片方形，镶嵌排列。气腥，味微咸。

药理作用 提高机体免疫力；平喘；延缓衰老；激素样作用；抗应激；抗炎等。

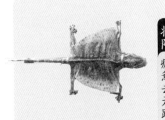

壮阳 疲惫去无踪

蛤蚧

别名： 蛤解、蛤蟹、仙蟾、蚧蛇、大壁虎。

来源： 壁虎科动物蛤蚧的干燥体。

性味归经： 平，咸。归肺、肾经。

《本草纲目》记载蛤蚧："补肺气，益精血，定喘止嗽，疗肺痈，消渴，助阳道。"

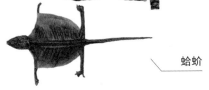

蛤蚧

 应/用/指/南

治疗虚劳咳嗽

蛤蚧（头尾全者，涂酥炙令黄）1对，贝母（煨微黄）、紫菀（去苗、土）、杏仁（汤浸，去皮、尖、双仁，麸炒微黄）、皂荚仁（炒令焦黄）、桑白皮（锉）各30克，鳖甲（涂醋炙令黄，去裙襕）60克。上药捣罗为末，炼蜜和捣200杵，丸如梧桐子大。每服以枣汤下20丸，每日3～4次。忌苋菜。

冬虫夏草

壮阳 疲惫去无踪

别名： 夏草冬虫、虫草、冬虫草。

来源： 麦角菌科真菌冬虫夏草菌寄生在蝙蝠蛾科昆虫幼虫上的子座，及幼虫尸体的复合体。

性味归经： 温，甘。归肾、肺经。

《本草从新》记载冬虫夏草："保肺益肾，止血，化痰，止劳嗽。"

传统功用

1.补肾助阳：用于肾虚腰膝酸痛、遗精阳痿等。

2.补肺，化痰，止血：用于久咳虚喘、劳嗽咯血等。

用量用法

煎服，5～15克。

药材性状 本品由虫体与从虫头部长出的真菌子座相连而成。虫体似蚕，长3～5厘米，直径0.3～0.8厘米，表面深黄色至黄棕色，有环纹20～30个，近头部的环纹较细，头部红棕色，足8对，中部4对较明显，质脆，易折断，断面略平坦，淡黄白色。子座细长圆柱形，长4～7厘米，直径约0.3厘米，表面呈深棕色至棕褐色，有细纵纹，上部稍膨大，质柔韧，断面类白色。气微腥，味微苦。

药理作用 增强机体免疫力；抗肿瘤；扩张支气管，祛痰，平喘；抗菌；抗炎；镇静，抗惊厥等。

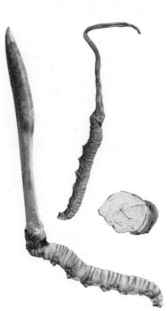

冬虫夏草菌

 应 / 用 / 指 / 南

01 治疗虚劳咳喘

冬虫夏草15～30克，配老雄鸭蒸服。

02 治疗自汗、盗汗、腰膝酸软

冬虫夏草10克，老雄鸭1只，黄酒、生姜、葱白、胡椒粉、食盐适量。将鸭宰杀，去净毛和内脏，清洗干净，剁去鸭爪，在开水中焯一下，捞出晾凉。冬虫夏草用温水洗干净，

生姜、葱白切好待用。将鸭头顺颈切开，部分冬虫夏草、生姜、葱白一起装入鸭头内，再用棉线缠紧，余下的冬虫夏草和生姜、葱白一起装入鸭腹内。炖时加入清汤、食盐、胡椒粉、黄酒调好味，用湿棉纸密封盆口，约3小时，取出后去掉棉纸，拣出生姜、葱白即成。

健脑 疏通气血，思维敏捷

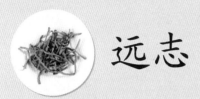

远志

别名：棘菀、苦远志、小草根。

来源：远志科植物远志或卵叶远志的干燥根。

性味归经：温，苦、辛。归心、肾、肺经。

《本草纲目》记载远志："治一切痈疽。"《名医别录》记载远志："定心气，止惊悸，益精，去心下膈气、皮肤中热、面目黄。"

传统功用

1.安神益智：用于心肾不交引起的心神不安、失眠健忘、惊悸等。常配伍补气养血药。

2.祛痰开窍：用于痰湿内盛、咳嗽痰多，或痰阻心窍、神志恍惚、精神错乱、癫痫惊狂等。常和化痰开郁药同用。

3.消散痈肿：主治疮疡疖肿、乳痈肿痛等，常配伍清热解毒药。

用量用法

煎服，3～9克。外用适量。

药材性状 1.远志 根圆柱形，稍弯曲，长3～15厘米，直径3～8毫米。表面灰黄色至浅棕色，有支根痕及深陷的横沟纹。质脆易断，断面皮部棕黄色，木部黄白色，易与皮部剥离。远志肉呈长圆筒状，无木部。气微，味苦、微辛，嚼之有刺喉感。

2.卵叶远志 根长4～18厘米，直径2～8毫米，根头部茎基2～5个。表面粗糙，灰棕色至灰黑色，少为灰黄色，纵沟纹较多，横沟纹较少，支根多，长2～5厘米。质较硬，不易折断，断面皮部薄，木心较大。

药理作用 镇静，抗惊厥；祛痰；降血压；溶血；抑菌；兴奋子宫平滑肌等。

注意事项 消化道溃疡及胃炎慎用。

远志

应用/指/南

01 治疗心气不足，忧愁悲伤不乐

远志（去心）、石菖蒲各60克，茯苓、人参各90克。上4味，捣下筛，服方寸匙，蜜和丸如梧桐子，每服6～7丸，每日3次，饭后食用。

02 治疗神经衰弱、健忘心悸、失眠多梦

远志研粉，每次服3克，每日2次，用米汤冲服。

麝香

别名： 脐香、当门子、麝脐香、臭子、腊子、香脐子。

来源： 鹿科动物林麝、马麝或原麝成熟雄体香囊中的干燥分泌物。

性味归经： 温，辛。归心、脾经。

《本草纲目》记载麝香："通诸窍，开经络，透肌骨，解酒毒，消瓜果食积。治中风、中气、中恶，痰厥，积聚癥痕。"

传统功用

1.开窍醒神：用于热陷心包、高热神昏，痰热闭窍、神昏痰盛，热极惊风抽搐、昏厥，寒湿痰浊上蒙清窍等。

2.活血通经，消肿止痛：用于血瘀诸痛及疮痛。对咽喉肿痛、疮疡肿痛、乳痛、肺痛、妇女血分瘀滞、闭经等均可应用。

用量用法

0.03～0.1克，多入丸散用；外用适量。

药材性状 1.毛壳麝香 呈囊状球形、椭圆形或扁圆形，直径3～7厘米，厚2～4厘米。开口面的革质皮棕褐色，密生灰白色或灰棕色短毛，从两侧围绕中心排列，中央有一小囊孔，直径1～3毫米，另一面为棕褐色略带紫色的皮膜，微皱缩，略有弹性。剖开后，可见中层皮膜呈棕褐色或灰褐色，半透明状，内层皮膜呈

棕色，内包含颗粒状及粉末状的麝香仁和少量细毛及脱落的内层皮膜，质较柔软。其气香浓烈而特异，味微辣，微苦带咸。

2.麝香仁 野生品质柔、油润、疏松，其中呈不规则圆形或颗粒状者习称"当门子"，外表多呈紫黑色，油润光亮，断面棕黄色，粉末状多呈棕褐色或黄棕色。饲养品呈颗粒状、短条形或不规则团块，紫黑色或棕色，表面有脱落的内层皮膜和细毛。

药理作用 小剂量兴奋中枢神经，大剂量抑制中枢神经；强心；抗炎；兴奋子宫；抗肿瘤；抑菌等。

🌿 应/用/指/南

01 治疗流感初起

麝香、牛黄、猴枣各1克，蜜蜡0.5克，珍珠2克，凤凰衣、朱砂各3克，捣碎为细末，每服0.5克，每日3次，温开水冲服。

02 治疗白血病

麝香1.5克，木香4.5克，青黛、芦荟、大黄

各15克，当归、龙胆、栀子、黄连、黄檗、黄芩各30克，共研细末，炼蜜和为丸，丸重6克，每日服3～4丸。若患者能耐受可逐渐增加至6～9丸。持续服药一个月，可发挥疗效。宜于慢性粒细胞性白血病。

冰片

别名： 龙脑、龙脑香、梅花脑、梅片。

来源： 龙脑香科植物龙脑香树脂加工品，或龙脑香树干、树枝切碎，经蒸馏冷却而得的结晶，称"龙脑冰片"，亦称"梅片"。由菊科植物艾纳香叶的升华物经加工劈削而成，称"艾片"。现多用松节油、樟脑等，经化学方法合成，称"机制冰片"。

性味归经： 微寒，辛、苦。归心、脾、肺经。

《本草纲目》记载冰片："疗喉痹，脑痛，鼻瘜，齿痛，伤寒舌出，小儿痘陷，通诸窍，散郁火。"

传统功用

1.开窍醒神：用于卒中痰厥、神昏窍闭等。多作为辅药。

2.清热止痛：用于目赤肿痛、咽喉肿痛、热毒疮疡、疮溃后不敛等。

用量用法

0.15～0.3克，入丸散用；外用研粉点敷患处。

药材性状 为半透明状结晶，直径2～8毫米，厚2～3毫米，白色。气清香，味辛、凉。经升华后，形成半透明块状、片状结晶。燃之有浓黑烟。

药理作用 耐缺氧；镇静；抑菌；抗炎；引产等。

注意事项 孕妇慎用。

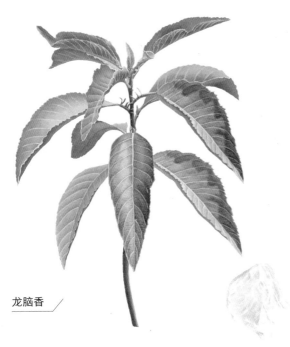

龙脑香

 应/用/指/南

01 治疗宫颈癌

冰片、硇砂、硼砂、乳香、没药、儿茶各10克，血竭7.5克，蛇床子4克，麝香1克，雄黄、钟乳石各13克，铅丹45克，白矾585克，共研为末，涂敷宫颈，每周2次。

02 治疗中耳炎

冰片1克，枯矾10克，研匀，吹入耳内。

03 治疗痔疮

冰片0.6克，葱白捣汁，调化外搽患处。

石菖蒲

健脑 疏通气血，思维敏捷

别名： 菖蒲、阳春雪、望见消、水剑草、苦菖蒲、剑草、剑叶菖蒲。

来源： 天南星科植物石菖蒲的干燥根茎。

性味归经： 温，辛、苦。归心、胃经。

《本草纲目》记载石菖蒲："治中恶卒死，客忤癫痫，下血崩中，安胎漏，散痈肿。捣汁服，解巴豆、大戟毒。"

传统功用

1. 疏散风热：用于风热感冒，或温病初起、温邪犯肺、发热、头痛、咳嗽等病症。
2. 平肝明目：用于肝经风热或肝火上攻所致的目赤肿痛。
3. 清热解毒：用于疔疮肿毒。

用量用法

煎服，3～9克。

药材性状 根茎呈扁圆柱形，多弯曲，常有分枝，长3～20厘米。表面棕褐色，有疏密不匀的环节，节间长0.2～0.8厘米，具细纵纹，一面残留须根或圆点状根痕，另一面有三角形叶痕，左右交互排列。质硬，断面纤维性，类白色或微红色，内皮层环明显。气芳香，味苦、微辛。

药理作用 镇静，抗惊厥；改善记忆；解痉；抗心律失常等。

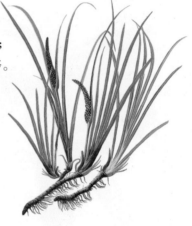

石菖蒲

应/用/指/南

01 治疗肝癌

石菖蒲30克，天竺黄9克，水煎，送服牛黄0.5克。宜于原发性肝癌，能缓解肝昏迷。

02 治疗湿滞胃脘胀闷

石菖蒲9克，茯苓、佩兰、郁金、半夏、厚朴各6克，水煎服。

03 治疗暑温吐泻

石菖蒲、高良姜、陈皮各30克，白术、甘草各15克，研末，每服9克，水煎数十分钟，去渣顿服，每日3次。

04 治疗神错痴呆

石菖蒲、远志、龙齿、茯苓、茯神各15克，党参30克，研末，炼蜜和为丸，梧桐子大，朱砂为衣，每服9克，每日2次，开水送服。

05 治疗健忘

石菖蒲、远志、五味子、地骨皮各15克，川芎9克，熟地黄、菟丝子各30克，研末，米糊和为丸，绿豆大，每服6克。

安神 心神调和，睡眠优质

菊花

别名：节华、金精、甘菊、真菊、金蕊、家菊、馒头菊、簪头菊、甜菊花、药菊。

来源：菊科植物菊的干燥头状花序。药材按产地和加工方法不同，分为"亳菊""滁菊""贡菊""杭菊"。

性味归经：微寒，辛、甘、苦。归肺、肝经。

《药性论》记载菊花："治热头风旋倒地，脑骨疼痛，身上诸风令消散。"

传统功用

1.开窍醒神：用于卒中痰厥、神昏窍闭等。多作为辅药使用。

2.清热止痛：用于目赤肿痛、咽喉肿痛、热毒疮疡、疮溃后不敛等。

用量用法

煎服，5～9克；或泡茶。

药材性状 1.亳菊 头状花序倒圆锥形或圆筒形，有时稍压扁呈扁形，直径1.5～3.0厘米。总苞碟状，总苞片3～4层，卵形或椭圆形，草质，黄绿或褐绿色，外被柔毛，边缘膜质，花托半球形，无托片或托毛。舌状花数层，雌性，位于外围，类白色，散生金黄色腺点；管状花多数，两性，位于中央，黄色，顶端5齿裂。瘦果不发育。体轻质柔润，干时松脆。气清香，味甘、微苦。

2.滁菊 不规则球形或扁球形，直径1.5～2.5厘米。舌状花白色，不规则扭曲，内卷，边缘皱缩，管状花大多隐藏。

3.贡菊 扁球形或不规则球形，直径1.5～2.5厘米。舌状花白色或类白色，斜升，上部反折，边缘处稍内卷而皱缩，通常无腺点。

药理作用 抗菌；扩张冠状动脉，增加冠脉血流量；抗肝损伤。

菊花

 应/用/指/南

01 预治冠心病

菊花冠心片口服，每日量相当于生药50克，2月为1疗程，一般1～2个疗程。

02 治疗高血压

每日用金银花、菊花各24克，头晕甚者加桑叶12克，血脂高者加山楂12～24克，开水冲当茶饮。

菊花枕可以治疗慢性头痛

◆患有慢性头痛的朋友可以为自己做个"菊花枕"。因为菊花有散风清热、平肝明目的功效，做成菊花枕可以治疗头晕眼花、头痛眩晕、心烦失眠等症。

菊花枕，就是用菊花为芯做成的枕头。菊花有散风清热、平肝明目的功效。做成枕头后，人躺在上面，头部的温度可以使菊花中所含的龙脑、樟脑、菊油环酮等物质的"药气"散发出来，缓慢持久地刺激经穴，起到"通关窍，利滞气"的作用。可以治疗头晕眼花、头痛眩晕、心烦失眠等症，对颈椎病、高血压、高血脂等病症有较好的辅助疗效。

制作菊花枕的方法是：取菊花干品1000克，川芎400克，丹皮、白芷各200克，拌匀装入枕套内即可，一般每个药枕可连续使用半年左右。做菊花枕为什么还要用到川芎、丹皮和白芷？其实，这三味药都有辅助作用，川芎可活血行气、祛风止痛；丹皮可清热凉血、活血散瘀；白芷则可祛风散寒，通窍止痛，它们与菊花配伍，有相辅相成、加强药力的作用。

菊花的功效众多，用法也多种多样。将菊花与粳米同煮成粥，能清心、除烦、悦目、去燥；用菊花泡茶，气味芳香，可消暑、生津、祛风、润喉、养目、解酒；将菊花与银耳或莲子煮成羹，加入少许冰糖，可祛烦热、利五脏，治头晕目眩等症。除此之外，菊花还可以用来制成糕点，做成菜肴，既营养美味又有益健康。

枕着菊花清雅入眠，梦中花香萦绕，睡眠质量自然会提高，睡得好了，人就会神清气爽，连皮肤也会跟着好起来。

安神｜心神调和，睡眠优质

天麻

别名：明天麻、鬼督邮、冬彭。

来源：兰科植物天麻的干燥块茎。

性味归经：平，甘。归肝经。

《本草纲目》记载天麻："主诸风湿痹，四肢拘挛，小儿风痫惊气，利腰膝，强筋力。"

传统功用

1.息风止痉：用于肝风内动、惊痫抽搐及高热急惊风、脾虚慢惊风、破伤风等。

2.平肝潜阳：主治肝阳眩晕、风痰眩晕、血虚眩晕等。

3.祛风止痛：用于风湿痹痛及偏正头痛等。

用量用法

煎服，3～9克。研末冲服，每次1～1.5克。

药材性状　块茎呈长椭圆形，扁缩而稍弯曲，长5～12厘米，宽2～6厘米，厚0.5～3.0厘米。表面黄白色或淡黄色，微透明，有纵纹及沟纹，并具有点状斑痕组成的环纹。顶端有红棕色芽（冬麻，俗称鹦哥嘴），或残留茎基或茎痕（春麻）；底部有圆脐形瘢痕。质坚硬，不易折断，断面平坦，角质样，米白色或淡棕色，有光泽，内心有裂隙。气微，味甘。

药理作用　镇静；安神；抗惊厥；镇痛；降血压；抗血栓形成；耐缺氧；抗炎；增强机体免疫力；延缓衰老。

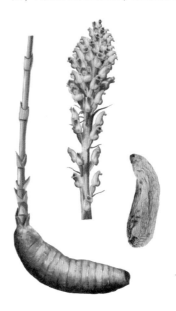

天麻

 应/用/指/南

01 治疗偏正头痛

天麻75克，附子（炮制，去皮、脐）、半夏（汤洗7遍，去滑）各50克，荆芥穗、木香、川芎各25克，桂枝（去粗皮）0.5克。上7味，捣碎为末，入乳香和匀，滴水为丸，如梧桐子大。每服5丸，渐加至10丸，清茶下，每日3次。

02 治疗小儿风痰搐搦，急、慢惊风

天麻（酒洗，炒）、僵蚕（俱炒）各100克，胆南星150克，竹黄50克，明雄黄25克。共研细末，和匀，半夏100克，为末，打糊为丸，如弹子大。用薄荷、生姜泡浓汤，调化1～3丸服用。

酸枣仁

别名： 枣仁、酸枣核。

来源： 鼠李科植物酸枣的干燥成熟种子。

性味归经： 平，甘、酸。归心、肝、胆经。

《本草纲目》记载酸枣仁："其仁甘而润，故熟用疗胆虚不得眠、烦渴虚汗之证，生用疗胆热好眠，皆足厥阴、少阳药也。"

传统功用

1.养心安神：用于心肝阴血不足、虚火上扰、心神不安、虚烦不眠等。常配伍养血安神药。

2.敛汗生津：用于阴虚盗汗、气虚自汗、津伤口渴等。常配伍益气养阴药。

用量用法

煎服，9～15克。研末吞服，每次宜服用1.5～2.0克。

药材性状 种子扁圆形或扁椭圆形，长5～9毫米，宽5～7毫米，厚约3毫米。表面紫红或紫褐色，有的具纵裂纹，一面平坦，有一条隆起的纵线纹，另一面凸起。一端凹陷，可见线形种脐，另端有细小凸起的合点。种皮较脆，胚乳白色，子叶2，浅黄色，富油性。气微，味淡。

药理作用 镇静，催眠，抗惊厥；抗心律失常，抗心肌缺血；降血压；降血脂等。

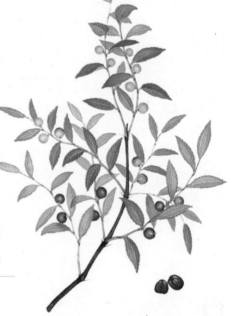

酸枣

应/用/指/南

01 治疗老年神经衰弱

炒酸枣仁60克，粳米400克。将酸枣仁煎煮，去渣取汁，与粳米一起煮粥，具有抑制中枢神经系统、镇静、催眠等作用。

02 治疗失眠

酸枣仁、茯苓各15克，远志5克，猪心1个。把猪心切成两半，洗干净，放入净锅内，然后把洗干净的酸枣仁、茯苓、远志一块放入，加入适量水置于火上，用大火烧开后撇去浮沫，移小火炖至猪心熟透后即成。每日1剂，吃心喝汤。此汤有补血养心、益肝宁神之功用。可治疗心肝血虚引起的心悸不宁、失眠多梦、记忆力减退等。

安神 心神调和，睡眠优质

柴胡

别名： 地薰、芷胡、山菜、茹草、柴草。

来源： 伞形科植物柴胡，或狭叶柴胡的干燥根部。

性味归经： 微寒，苦、辛。归肝、胆经。

《本草纲目》记载柴胡："治阳气下陷，平肝、胆、三焦、包络相火，及头痛眩晕，目昏赤痛障翳，耳聋鸣，诸疟，及肥气寒热，妇人热入血室，经水不调，小儿痘疹余热，五疳羸热。"

传统功用

1.和解退热：用于邪犯少阳、寒热往来、感冒发热及疟疾寒热。

2.疏肝解郁：用于肝郁气滞、胸胁胀满、妇女月经不调等。

3.升举阳气：用于气虚下陷、久泻脱肛、子宫下垂。

4.退热截疟：用于疟疾寒热。

用量用法

煎服，3～9克。

药材性状 1.柴胡　根圆锥形或圆柱形，有时略弯曲，长6～15厘米，直径0.3～1.2厘米，常有分枝，根头膨大，顶端残留数个茎基或短纤维状叶基。表面灰褐色或棕褐色，具纵纹、枝根痕及皮孔。质坚硬，不易折断，断面纤维性，横断面皮部淡棕色，木部黄白色。气微香，味微苦。

2.狭叶柴胡　根长圆锥形，少分枝，长5～14厘米，直径3～8毫米；表面红棕色或深褐色，有纵纹，近根头处具多数横向疣状突起，有的近于环纹，顶端密被纤维状叶基。质硬脆，易折断，断面较平坦，淡棕色，形成层环色略深。

药理作用 解热，镇痛；镇静，抗惊厥；镇咳；抗炎；抗肝损伤；抑制胃液分泌，抗胃溃疡；降血压；降血脂；抗肿瘤等。

注意事项 本品性升散，真阴亏损、肝阳上亢之证忌用。

 应/用/指/南

01 治疗普通感冒

以柴胡、防风、陈皮、白芍药、甘草、生姜各适量组成正柴胡饮，每日3次，每次12克。

02 治疗高脂血症

以柴胡3克，另加罗汉果调味，每日3次，口服，3周为一疗程。对降低三酰甘油效果显著。

03 治疗传染性肝炎

甘柴合剂（甘草、柴胡各半），每次10毫升，每日3次，小儿减半。对降低谷丙转氨酶效果显著。

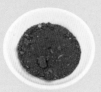

安神
心神调和，
睡眠优质

朱砂

别名：丹砂、赤丹。

来源：硫化物类矿物辰砂族辰砂，主含硫化汞（HgS）。

性味归经：微寒，甘；有毒。归心经。

《本草纲目》记载朱砂："治惊痫，解胎毒、痘毒，驱邪疟，能发汗。"

1.镇心安神：用于心经火盛、躁扰不安、心烦不眠、温热病、邪热内积、高热烦躁、谵语；配伍补心安神药，还可用于气血不足、心失所养、失眠健忘等。

2.解毒疗疮：外用可治疗咽喉肿痛、口舌生疮、热毒疮痛等。此外，本品还可用作丸药外衣，发挥其安神、防腐之功。

用量用法

0.1～0.5克，多入丸散服，不宜入煎剂；外用适量。

药材性状 本品为粒状或块状集合体。鲜红色或暗红色，有时带有铅灰色的赭色，条痕红色至褐红色，手触之不染指，不透明或半透明。体重，片状者质脆，易破碎；块状者质较坚硬，不易破碎；粉末状者有闪烁光泽。气微，无味。

药理作用 镇静催眠，抗惊厥；抗生育；抗心律失常等。

注意事项 忌火煅，宜水飞入药。本品有毒，不宜过量、久服，以免汞中毒。肝肾病患者慎用。

 应/用/指/南

01 防治宫颈癌

朱砂、牛黄各0.06克，红升丹0.03克，甘草0.15克，研匀，为1粒量。每次服1粒，每日2～3次，饭后服。

02 治疗惊悸失眠

朱砂10克，生地黄、当归各30克，黄连45克，甘草15克，研匀，炼蜜和为丸，丸重9克，每服1丸，每日1～2次。

03 治疗惊风抽搐

朱砂1.5克，天南星3克，全蝎3个，研匀，每服1.5克，薄荷煎汤送服。

04 治疗疮疡肿毒

朱砂、雄黄各15克，水银、白矾各30克，火硝120克，炼制为红升丹。外用可拔毒消肿，祛腐生新。

安神 心神调和，睡眠优质

琥珀

别名： 虎珀、虎魄、琥魄、兽魄。

来源： 古代松科松属植物的树脂，埋藏地下经年久转化而成的化石样物质。

性味归经： 平，甘。归心、肝、膀胱经。

《药性论》记载琥珀：“治产后血瘀痛。”《名医别录》记载琥珀：“主安五脏，定魂魄……消瘀血，通五淋。”

传统功用

1.定惊安神：用于癫痫惊狂、小儿痰热惊风等。还可治疗失眠多梦，适当配伍，不论虚实均可使用。

2.活血散瘀：用于妇女血分瘀滞、经闭、癥瘕、产后瘀阻腹痛、胸痹绞痛等。

3.利尿通淋：用于血淋涩痛、小便不利等，常配伍通淋止血药。

用量用法

研末冲服，或入丸散，每次1.5～3克；外用适量。不入煎剂，忌火煅。

药材性状 1.琥珀 为不规则块状、钟乳状、粗颗粒状，块状者大小不一，钟乳状者直径1.0～4.5厘米，长达7厘米。表面光滑或凹凸不平，血红色、淡黄色至淡棕色或深棕色，常相间排列，条痕白色，透明至半透明，树脂样光泽。体较轻，质酥脆，捻之易碎，断面平滑，具玻璃样光泽。摩擦之显电气性，能吸引灯心草或薄纸片。有松脂气，味淡，嚼之易碎，无沙石感。

2.煤珀 为不规则多边形块状或颗粒状。呈淡黄色、淡棕色或黑褐色，有光泽。质坚硬，捻之不易碎，断面有玻璃样光泽。有煤油气，味淡，嚼之无沙石感。

药理作用 镇静，抗惊厥等。

应/用/指/南

治疗小儿诸惊、四时感冒致烦躁不宁

琥珀、天竺黄、檀香、人参、白茯苓各45克，甘草90克，枳壳（麸炒）、枳实（麸炒）各30克，水飞朱砂150克，山药500克（锉作小块，慢火炒令热透），胆南星30克，金箔百片（去护纸，取见成药30克，同在乳钵内研末，仍和匀前药末用）。前12味，除朱砂、金箔不入研，内余10味，檀香不过火外，9味或晒或焙，同研为末，和匀。朱砂、金箔每30克重，取新汲井水30克，重入乳钵内略杵匀，随手丸如绿豆大1粒，阴干。用葱汤化服，2岁以上幼儿每次1丸或2丸。

桑寄生

别名：桑上寄生、寄生树、寄生草、蔦木。

来源：桑寄生科植物桑寄生的干燥带叶茎枝。

性味归经：平，苦、甘。归肝、肾经。

《神农本草经》记载桑寄生："主治腰痛，小儿背强，痈肿，充肌肤，坚发齿，长须眉，安胎。"《日华子本草》记载桑寄生："助筋骨，益血脉。"

传统功用

1.祛风湿，强筋骨：用于风湿痹痛、腰膝酸软、筋骨无力等。

2.补肝肾，安胎：用于肝肾亏虚、胎动不安、胎漏下血、习惯性流产等。

用量用法

煎服，9～15克。

药材性状 带叶茎枝圆柱形，有分枝，长30～40厘米，粗枝直径0.5～1.0厘米，细枝或枝梢直径2～3毫米。表面粗糙，嫩枝顶端被有棕色毛绒，红褐色或灰褐色，有多数圆点状、黄褐色或灰黄色皮孔和纵向细纹，粗枝表面红褐色或灰褐色，有突起的枝痕和叶痕。质坚脆，易折断，断面不平坦，皮部薄，深棕褐色，易与木部分离，木部宽阔，占茎的大部，淡红棕色，髓射线明显，放射状，髓部小形，色稍深。叶片常卷缩、破碎，完整者卵圆形至长卵形，长3～6厘米，宽2.5～4.0厘米，先端钝圆，基部圆形或宽楔形，呈茶褐色或黄褐色，全缘，侧脉3～4对，略明显。气微，味涩。

药理作用 扩张冠状动脉，增加冠脉血流量，降血压；利尿；抗病原微生物等。

注意事项 脾胃虚寒者慎服。

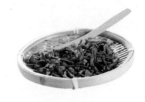

桑寄生

 应/用/指/南

01 治疗风湿腰痛

桑寄生12克，党参、秦艽、熟地黄、杜仲、牛膝各9克，独活、防风、当归、白芍药、茯苓各6克，川芎、甘草各3克，细辛、桂心各1.5克，水煎服。

02 治疗习惯性流产属肾虚者

桑寄生、川续断、阿胶、菟丝子各45克，椿根皮15克，共研细末，每服9克，每月逢1，2，3日；11，12，13日；21，22，23日各服1次即可。

健骨 骨架强健人长寿

五加皮

别名：南五加皮。

来源：五加科植物细柱五加的干燥根皮。

性味归经：温，辛、苦。归肝、肾经。

《本草纲目》记载五加皮："治风湿痿痹，壮筋骨，其功良深。"《日华子本草》记载五加皮："明目，下气，治中风骨节挛急，补五劳七伤。"

传统功用

1.祛风湿，强筋骨：用于风湿痹痛、四肢拘挛、腰脚无力，肝肾亏虚、腰膝酸软、筋骨痿软，先天不足、小儿发育迟缓。

2.利水消肿：用于水肿、小便不利之轻症。

用量用法

煎服，4.5～9.0克。

药材性状 根皮呈不规则双卷或单卷筒状，有的呈块片状，长4～15厘米，直径0.5～1.5厘米，厚1～4毫米。外表面灰棕色或灰褐色，有不规则裂纹或纵纹及横长皮孔，内表面黄白色或灰黄色，有细纵纹。体轻，质脆，断面不整齐，灰白色或灰黄色。气微香，味微辣而苦。

药理作用 镇痛；抗炎；抗应激；增强机体免疫力；抗肝损伤等。

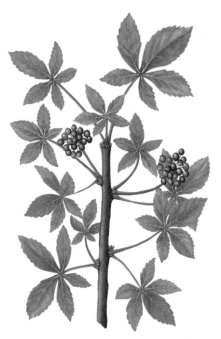

细柱五加

应/用/指/南

01 治疗风湿性关节炎

五加皮、穿山龙、白藤皮各20克，秦艽、木瓜各30克，白酒500毫升。将上药切碎，置于容器中，加入白酒，密封，浸泡7～14日后，过滤去渣，即成。每次口服10～20毫升，每日2次。

02 治疗动脉粥样硬化

五加皮、羌活、小茴香、独活、防己各8克，

桂枝、白芷、青蒿、威灵仙各10克，麻黄20克，当归、栀子、川芎各6克，丁公藤120克，白酒、冰糖适量。将上药用水润透，浸入白酒中，加入冰糖，密封浸泡2周后饮服，每次15毫升，每日2次，饭前饮服。

03 治疗水肿、小便不利

五加皮12克，茯苓15克，大腹皮9克，生姜皮、陈皮各6克，开水送服。

杜仲

别名：思仙、思仲、木绵、石思仙、扯丝皮、丝连皮、棉皮、丝棉皮。

来源：杜仲科植物杜仲的干燥树皮。

性味归经：温，甘。归肝、肾经。

《玉楸药解》记载杜仲："益肝肾，养筋骨，去关节湿淫。治腰膝酸痛，腿足拘挛。"

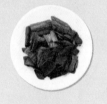

传统功用

1.补肝肾，强筋骨：用于肝肾不足、腰痛膝软等。

2.安胎：用于肾虚胎动不安或习惯性流产。此外，还可用于肝阳上亢、头晕目眩等。

用量用法

煎服，10～15克。炒用破坏其胶质，有利于有效成分的煎出。

药材性状 树皮呈扁平的板块状、卷筒状，或两边稍向内卷的块片，大小不一，厚2～7毫米。外表面淡灰棕色或灰褐色，平坦或粗糙，有明显的纵纹或不规则的纵裂槽纹，未刮去粗皮者有斜方形横裂皮孔，有时并可见淡灰色地衣斑。内表面暗紫褐色或红褐色，光滑。质脆，易折断，折断面粗糙，有细密银白色并富弹性的橡胶丝相连。气微，味稍苦。

药理作用 调节细胞免疫功能；抑制子宫收缩；降血压；利尿；兴奋垂体—肾上腺皮质系统等。

注意事项 阴虚火旺者慎用。

杜仲

应/用/指/南

01 治疗腰膝酸软

杜仲与淫羊藿、山药、川牛膝、山茱萸等配伍应用，水煎服。

02 治疗肾虚腰痛

杜仲500克，五味子0.5升。上2味切碎，分14剂，每夜取1剂，以水1升，浸至五更，煎3分减1分，滤取汁，以羊肾3～4枚，切下之，再煮3～5沸，如作羹法，空腹服，且顿服。用盐、醋和之亦得。

03 治疗胎动不安

杜仲不计多少，去粗皮细锉，瓦上焙干，捣罗为末，煮枣肉糊为丸，如弹子大，每服1丸，嚼烂，糯米汤送服。

健骨 骨架强健人长寿

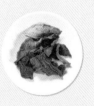

别名： 百枝、狗青、扶盖、扶筋、苟脊。

来源： 蚌壳蕨科植物金毛狗脊的干燥根茎。

性味归经： 温，苦、甘。归肝、肾经。

狗脊

《本草纲目》记载狗脊："强肝肾，健骨，治风虚。""男子女人毒风软脚，肾气虚弱，续筋骨，补益男子（甄权）。"

传统功用

1.补肝肾，强腰膝，祛风湿：用于肝肾亏虚兼风寒湿邪所致的腰痛脊强、不能俯仰、足膝软弱等。

2.温补固摄：用于肾气不固之小便失禁、妇女白带过多等。此外，还有止血生肌之功。

用量用法

煎服，6～12克。

药材性状 根茎呈不规则的长块状，长10～30厘米，少数可达50厘米。表面深棕色，密被光亮的金黄色茸毛，上部有数个棕红色叶柄残基，下部丛生多数棕黑色细根。

1.生狗脊片 呈不规则长条形或圆形纵片，长5～20厘米，周边不整齐，外表深棕色，偶有未去尽的金黄色茸毛。

2.熟狗脊片 全体呈黑棕色，木质部环纹明显。

药理作用 能增加心肌营养性血流量；其茸毛有止血作用。

注意事项 肾虚有热者忌服。

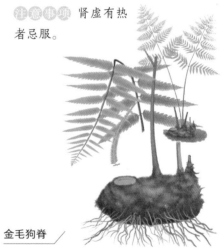

金毛狗脊

 应／用／指／南

01 治疗肾阳亏虚型女性性欲低下

狗脊25克，金樱子30克，狗肉400克，葱、姜、盐、糖等调料各适量。将金樱子、狗脊去除杂质，洗净切片，狗肉洗净切块，和金樱子、狗脊一起放入砂锅内，投入葱、姜，加水1.5升，用大火煮沸后，改用小火炖至狗肉熟烂，拣去葱、姜，加入盐、糖等调料再煮5分钟即可，分次食狗肉。

02 治疗腿软无力

狗脊、丹参、黄芪、草薢、牛膝、川芎、独活、制附子各18克，白酒1升。将上药捣碎，入布袋，置于容器中，加入白酒，密封，隔水以小火煮沸，离火待冷，再浸泡7日后，过滤去渣，即成。

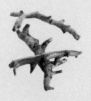

健骨 骨架强健人长寿

骨碎补

别名：猴姜、过山龙、石良姜、猴掌姜、申姜、爬岩姜、岩姜。

来源：水龙骨科植物槲蕨的干燥根茎。

性味归经：温，苦。归肝、肾经。

《本草纲目》记载，骨碎补，治耳鸣及肾虚久泄，牙疼。

传统功用

1. 补肾强骨：用于腰膝酸软、肾虚久泻、耳鸣、牙痛等。外用可治疗斑秃。
2. 接骨活血：用于关节疼痛、跌打损伤、筋断骨折、瘀肿疼痛等。

用量用法

煎服，每次10~15克。外用鲜品适量。

药材性状 根茎为不规则背腹扁平的条状、块状或片状，多弯曲，两侧常有缢缩和分枝，长3~20厘米，宽0.7~1.5厘米。表面密被棕色或红棕色细小鳞片，紧贴者呈膜质盾状；直伸者披针形，先端尖，边缘流苏状（睫毛），并于叶柄基部和根茎嫩端较密集。鳞片脱落处显棕色，可见细小纵向纹理和沟脊。上面有叶柄痕，下面有纵脊纹及细根痕。质坚硬，断面红棕色，有白色分体中柱，排成长扁圆形。气微，味淡、微涩。

药理作用 促进骨对钙的吸收，促进骨钙化和骨质的形成，促进钙磷的沉积，降血脂，增强心肌收缩力，抑制链霉素的耳毒性。

注意事项 血虚风燥、阴虚火旺、无瘀血者慎用。

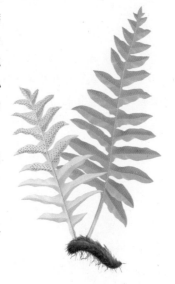

槲蕨

 应/用/指/南

01 治疗斑秃、脱发

骨碎补30克，金银花、侧柏叶各9克，丹参20克，白酒500毫升。将上药捣碎，置于容器中，加入白酒，密封，浸泡7日后过滤去渣，用药棉签蘸取后涂抹于患处，每日3~5次。

02 治疗骨折

骨碎补15克，枸杞子、续断各10克，薏苡仁

50克。将骨碎补与续断先煎去渣，再入其余两味煮粥服食，每日1次，7日为一疗程。每一疗程间隔3~5日，可用三四个疗程。

03 治疗腰膝酸软

骨碎补与益智仁、补骨脂、三棱、莪术等配伍，水煎服。

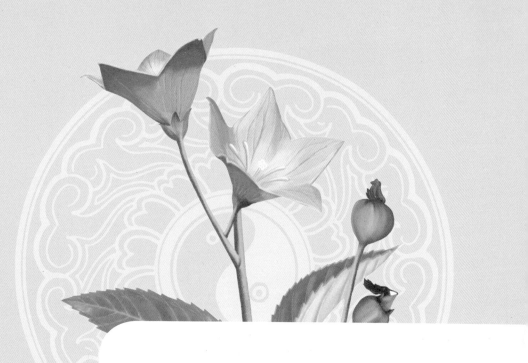

第三章

五脏是一家，
一个生病全家遭殃

五脏之间相互协调，相互配合，
在病理变化上也相互影响。

别名： 徘徊花、笔头花、湖花、刺玫花、刺玫菊。

来源： 蔷薇科植物玫瑰的干燥花蕾。春末夏初花将开放时分批采收，及时低温干燥。

性味归经： 温，甘、微苦。归肝、脾经。

玫瑰花

《本草纲目拾遗》记载玫瑰花："和血行血，理气，治风痹。"

传统功用

1.行气解郁：用于肝胃不和之胸胁脘腹胀痛，肝郁气滞之月经不调、经前乳房胀痛。

2.活血止痛：用于跌打损伤、瘀血肿痛等。

用量用法

煎服，1.5～6.0克。

药材性状 花蕾略呈球形、卵形，直径1.5～2.0厘米。花托壶形或半球形，与花萼基部相连，花托无宿梗或有短宿梗，萼片5枚，披针形，黄绿色至棕绿色，伸展或向外反卷，其内表面被细柔毛，显突起的中脉，花瓣5片或重瓣，广卵圆形，多皱缩，紫红色，少数黄棕色，雄蕊多数，黄褐色，着生于花托周围，有多数花柱在花托口集成头状。体轻，质脆。气芳香浓郁，味微苦、涩。

药理作用 促进胆汁分泌；抗病毒；抗肿瘤等。

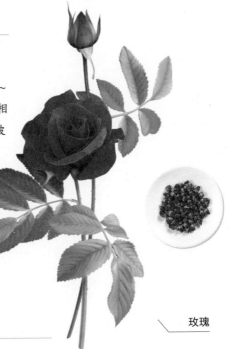

玫瑰

 应/用/指/南

01 治疗胃溃疡

玫瑰花、黑枣各适量。将枣去核，装入玫瑰花，放碗中盖好，隔水煮烂即成。每日3次，每次吃枣5个。

02 治疗失眠

玫瑰花50克，羊心1枚，藏红花6克，食盐适量。羊心洗净切片备用；玫瑰花捣烂取汁，放入小锅内，加清水、藏红花略煮片刻，取其煎液，加入食盐备用；羊心串在不锈钢烤针上，蘸玫瑰花汁在火上翻烤，反复数次至羊心熟透，装盘盛之，佐餐食用。

03 治疗急性胃肠炎

玫瑰花与扁豆花、厚朴、绿萼梅、佛手柑、白芍药、甘草配合应用，水煎服。

养心 人体的君王，养生的关键

百合

别名： 白百合、蒜脑薯。

来源： 百合科植物卷丹、百合或细叶百合的干燥肉质鳞叶。

性味归经： 微寒，甘。归肺、心经。

《上海常用中草药》记载百合："治干咳久咳，热病后虚热，烦躁不安。"

传统功用

1.润肺养阴：用于肺热久咳、痰中带血、劳热咯血等。

2.清心安神：用于热病之后、余热未清、虚烦不安、失眠多梦等。

用量用法

煎服，6～12克。

药材性状 1.卷丹 鳞叶长2.0～3.5厘米，宽1.5～3.0厘米，厚1～3毫米。表面乳白色或淡黄棕色，有纵直的脉纹3～8条。质硬而脆，易折断，断面平坦，角质样。气微，味微苦。

2.百合 鳞叶呈长椭圆形，顶端尖、基部较宽，微波状，向内卷曲，长1.5～3.0厘米，宽0.5～1.0厘米，厚约4毫米，有脉纹3～5条，有的不明显。表面白色或淡黄色，光滑半透明。质硬而脆，易折断，断面平坦，角质样。

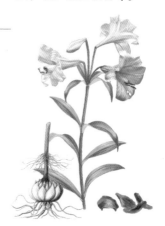

百合

3.细叶百合 鳞叶长约5.5厘米，宽约2.5厘米，厚至3.5毫米，色较暗，脉纹不太明显。

药理作用 增强免疫功能；镇静，催眠；镇咳，平喘，祛痰；抗应激性损伤等。

🥣 应/用/指/南

01 治疗咳嗽不已或痰中有血

百合（焙，蒸）、款冬花各等份。上药共为细末，炼蜜为丸，如龙眼大。每服一丸，饭后临卧前细嚼，姜汤咽下，嚼化尤佳。

02 治疗支气管扩张、咯血

百合、蛤粉60克，白及120克，百部30克。共为细末，炼蜜为丸，每丸重6克，每次1丸，每日3次。

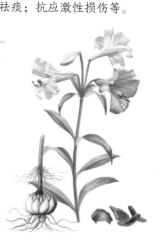

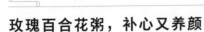

玫瑰百合花粥，补心又养颜

◆中医认为，玫瑰花性温，味甘、微苦，入心经和肝经，有养心护心、疏肝理气、调经止痛的功效，而玫瑰百合花粥就可以养心护肺。

玫瑰花的药性非常温和，可以温养人的心肝血脉，玫瑰花有利于气血的运行，令脸色如玫瑰花瓣一样红润。此外，百合花的养心功效也不输于玫瑰花。因为味苦的东西都是入心经的，所以百合花也有养心的作用，《日华子本草》中说，百合是"安心，定胆，益气，养五脏，治癫痫啼泣，狂叫，惊悸"的良药。《本草纲目》中说它可以"宁心清热"。

玫瑰百合花粥的做法是：取干玫瑰花蕾、干百合花各一小把，麦冬少量，珍珠米100克。将玫瑰花蕾、百合花和麦冬放在水里大火熬煮，10分钟后捞出，把珍珠米放进水里大火熬粥，最后再转小火熬5分钟即可。麦冬有养心补阴的功效，可以帮你把失去的阴液补回来。长期喝玫瑰百合花粥，可以养心护肤。

要想养护心脏，还要注意不要暴饮暴食，中医上有"子盗母气"的说法，在这里"子"指的是脾胃，"母"指的是心，当脾胃的气不足的时候就会借用心气来消化食物，如果暴饮暴食，脾胃负担不了，就要借用心气来消化食物，这时候心气就会亏虚。心脏不好的人更要注意这个问题了。

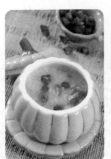
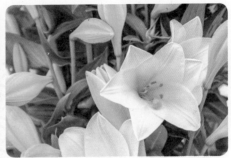

最后再告诉大家一个养心的小窍门，非常简单，就是拍手。拍手为什么可以养心呢？首先手掌上有心包经和心经通过，拍手掌能充分激活心脏的这两个保护神，从而达到筋脉畅通、心血充盈的目的；手掌上还有少冲、少府、中冲和劳宫四大穴位，它们都跟心脏有关，比如少冲是心经的母穴，可以祛除心的邪火。而中冲则是心包经的母穴，可以开心窍，治疗心烦、心痛等症。

早晨起来拍拍手，可以让你一天都精力充沛；晚上7~9点，即心包经当令时拍拍手，可以让你的心气十足。在对的时间做对的事可以达到事半功倍的效果。

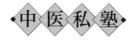

中医私塾

"焦虑"的"焦"下面是个四点水，属于火字旁的变体，而"虑"下面是个"心"，意思是人只要一焦虑就会有心火。心火旺盛就会出现心悸、失眠、口干等症状，要想心脏不出现问题，就别让自己处于一种焦虑的状态。

淡竹叶

别名： 竹叶门冬青、迷身草、山鸡米、长竹叶、山冬、地竹、林下竹等。

来源： 禾本科植物淡竹叶的干燥茎叶。

性味归经： 性寒，味甘、淡。归心、胃、小肠经。

《本草纲目》记载淡竹叶："去烦热，利小便，清心。"

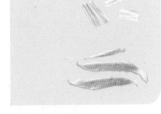

传统功用

1. 清心泻火，除烦：用于心火口疮，热病津伤，心烦口渴。
2. 利尿通淋：用于热淋涩痛，水肿黄疸。

用量用法

煎服，6～9克。

药材性状 茎圆柱形，长25～30厘米，直径1.5～2.0毫米，表面淡黄绿色，有节，节上抱有叶鞘，断面中空。叶多皱缩卷曲，叶片披针形，长5～20厘米，宽1.0～3.5厘米，表面浅绿色或黄绿色，叶脉平行，具横行小脉，形成长方形的网格状，下表面尤为明显，叶鞘长约5厘米，开裂，外具纵条纹，沿叶鞘边缘有白色长柔毛。体轻，质柔韧。气微，味淡。

药理作用 解热；利尿；抑菌；升高血糖等。

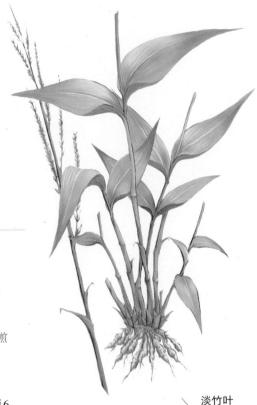

淡竹叶

应/用/指/南

01 治疗尿血

淡竹叶、白茅根各15克，水煎服，每日1剂。

02 治疗热淋

淡竹叶20克，灯芯草、海金沙各10克，水煎服，每日1剂。

03 治疗心火旺盛之暑热

淡竹叶、木通各12克，生地18克，甘草梢6克，水煎服。

传统功用

1.补脾，止泻，止带：用于脾虚久泻、带下清稀等。

2.益肾固精：用于下元虚损所致小便白浊、遗精滑泄等。

3.养心安神：用于气阴不足、心失所养、失眠多梦等。

用量用法

煎服，10～15克，去心打碎用。

药材性状 种子略呈椭圆形或类球形，长1.2～1.7厘米，直径0.8～1.5厘米。表面浅黄棕色至红棕色，有细纵纹和较宽的脉纹，顶端中央呈乳头状突起，深棕色，常有裂口，其周围及下方略下陷，种皮菲薄，紧贴于子叶，不易剥离。质硬，破开后可见黄白色肥厚子叶2枚，中心成槽形，具绿色莲子心。气微，味微甜。

药理作用 收敛；镇静；延缓衰老等。

附药	荷叶为莲的干燥叶。味苦，性平。归肝、脾、胃经。清热解暑，升发清阳，凉血止血。用于暑热烦渴、暑湿泄泻等。煎服，3～9克；鲜品15～30克；荷叶炭3～6克。 荷梗为莲的干燥叶柄及花柄。味苦，性平。功能通气宽胸，和胃安胎。用于外感暑湿、胎动不安。煎服，10～15克。 莲子心为莲的成熟种子中的干燥幼叶及胚根。味苦，性寒。归心、肾经。清心安神，交通心肾，涩精止血。用于热入心包、失眠遗精、血热吐血等。煎服，2～5克。

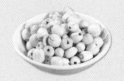

养心 人体的君王，养生的关键

莲子

别名：藕实、水芝丹、莲蓬子、莲实。

来源：睡莲科植物莲的干燥成熟种子。

性味归经：性平，味甘、涩。归脾、肾、心经。

《本草纲目》记载莲子："交心肾，厚肠胃，固精气，强筋骨，补虚损，利耳目，除寒湿，止脾泄久痢，赤白浊，女人带下崩中诸血病。"

 应/用/指/南

01 治疗萎缩性胃炎

莲子、糯米各50克，红糖1匙。莲子用开水泡胀，削皮去心，倒入锅内，加水，小火先煮半小时备用。再将糯米洗净倒入锅内，加水，大火10分钟后倒入莲肉及汤，加糖，改用小火炖半小时即可。作早餐或下午当点心吃。

02 治疗小儿缺铁性贫血

莲子、粳米、大米各30克，党参15克，大枣20克。将党参切成片，大枣洗净，剖开去核，莲子打碎。将粳米淘洗干净，与党参、大枣、莲子一起放入锅中，加清水适量，煮至米烂熟即可。婴幼儿食粥浆，儿童食粥及大枣，每日1剂，分2次服，食至贫血痊愈。

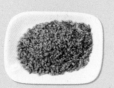

柏子仁

别名： 柏实、柏子、柏仁、侧柏子。

来源： 柏科植物侧柏的干燥成熟种仁。

性味归经： 平，甘。归心、肾、大肠经。

《本草纲目》记载柏子仁："养心气，润肾燥，安魂定魄，益智宁神；烧沥，泽头发，治疥癣。"

传统功用

1. 养心安神：用于心阴不足、心血亏虚、心神失养之失眠多梦、惊悸怔忡以及体虚多汗等。经常配伍补气养血药。

2. 润肠通便：用于阴血虚少、肠燥便秘等。

用量用法

煎服，3～9克。

药材性状 种仁长卵圆形至长椭圆形，长4～7毫米，直径1.5～3.0毫米。新鲜品淡黄色或黄白色，久置则颜色变深而呈黄棕色，显油性，外包膜质内种皮，顶端略光，呈三棱形，有深褐色的小点，基部钝圆，颜色较浅。断面乳白色至黄白色，胚乳较发达，子叶2枚或更多，富油性。气微香，味淡。

药理作用 催眠。

注意事项 便溏及痰多者慎用。

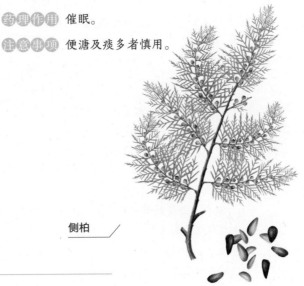

侧柏

 应/用/指/南

01 治疗面色萎黄

柏子仁15克，粳米100克，蜂蜜25克，水600～800毫升。将柏子仁去尽皮壳，捣烂，粳米淘净，一起放入锅中，加水大火煮沸，再用小火熬至汤浓米烂即成。每日1～2次，趁温热时服食。粥中以柏子仁少佐蜂蜜，润肤泽面效果更好。

02 治疗失眠

柏子仁、党参、远志、龙眼肉、茯苓、大枣、当归、五味子各适量，水煎服。

03 治疗老年人虚性便秘

柏子仁、火麻仁、松子仁各等份，共研细末，熔白蜡丸如梧桐子大。以少黄丹汤送服20～30丸，饭前服。

04 治疗脱发

柏子仁、当归各500克。共研细末、炼制蜜丸。每日3次，每次饭后服6～9克。

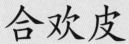

合欢皮

别名： 夜合皮、合欢木皮。

来源： 豆科植物合欢的干燥树皮。

性味归经： 平，甘。归心、肝、肺经。

《本草纲目》记载合欢皮："和血，消肿，止痛。"

传统功用

1.解郁安神：用于忧郁气恼、烦闷不安、失眠多梦等。

2.活血消肿：可用于痈疽疮肿、外伤瘀肿及肺痈等。

用量用法

煎服，6~12克。外用适量，研末调敷。

药材性状 树皮浅槽状或卷成单筒状，长40~80毫米，厚皮1~3毫米。外表面灰褐色，稍粗糙，皮孔红棕色，椭圆形，内表面平滑，淡黄白色，有纵直的细纹理。质硬而脆，易折断，折断面裂片状，淡黄棕色或黄白色。气微香，味淡、微涩，稍刺舌，而后喉头有不适感。

药理作用 镇静，催眠；抗生育；抗过敏；抗肿瘤。

注意事项 孕妇慎用。

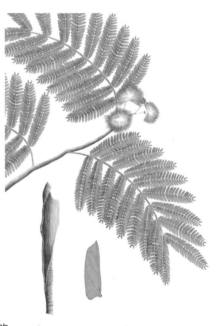

合欢

 应/用/指/南

01 治疗咳嗽兼有微热、肺痈

合欢皮手掌大1片，细切，以水3升，煮取1升，分3次服。

02 治疗肺痈久不敛口

合欢皮、白蔹适量，水煎服。

03 治疗跌打损伤

合欢皮（炒干，末之）120克，入麝香、乳香各3克。每服9克，温酒调服，不饥不饱时服。

04 治疗骨折

合欢皮（去粗皮，取白皮，锉碎，炒令黄微黑色）120克，芥菜子（炒）30克。上药共为细末，酒调，临夜服；粗渣敷于患处。

附药 合欢花为豆科植物合欢花的干燥花序。味甘，性平。归心、肝经。功能解郁安神。用于心神不宁、忧郁失眠。

代赭石

别名： 须丸、赤土、丁头代赭、紫朱、土朱、铁朱。

来源： 氧化物类矿物刚玉族赤铁矿，主要含三氧化二铁（Fe_2O_3）。

性味归经： 寒，苦。归肝、心经。

《本草再新》记载代赭石："平肝降火，治血分去瘀生新，消肿化痰，治五淋崩带，安产堕胎。"

传统功用

1.平肝潜阳：主治肝阳亢盛、头晕目眩，甚则肝风内动。

2.降逆止呕：用于胃气上逆所致呃逆、呕吐；或肺肾两虚、气逆作喘等。

3.凉血止血：用于血热妄行、吐血、衄血及崩漏等多种出血。

用量用法

煎服，10~30克，宜打碎先煎。

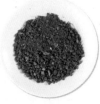

药材性状 为豆状、肾状集合体。多呈不规则厚板状或块状，有棱角。棕红色至暗棕红色或铁青色，条痕樱红色或棕红色，半金属光泽，一面分布较密的"钉头"，呈乳头状，另一面与突起相对应处有同样大小的凹窝。体重，质坚硬，断面层叠状或颗粒状。气微，味淡。

药理作用 镇静；促进肠蠕动。

应/用/指/南

01 治疗顽固性咳嗽

代赭石、旋覆花、南沙参、北沙参、姜半夏、浙贝母、甘草、栝楼皮、苦杏仁、桔梗、百部、紫菀、苏子、知母等适量，用水煎服。

02 治疗梅核气

代赭石15克（先煎），制半夏、百合、当归、白芍药、苏梗、制香附、旋覆花各10克（包煎），佛手、陈皮、柴胡各6克。每日1剂，水煎，分2次服。

03 预防反流性食管炎

代赭石、生地黄、白芍药、沙参、枸杞子、玉竹、竹茹、芦根等适量，水煎服。

04 治疗中风

代赭石、牛膝、丹参各30克，生龙骨、生牡蛎、生龟甲、生杭芍、玄参各15克，茵陈、麦芽、石菖蒲、大黄、甘草各10克，煎汤频服即可。

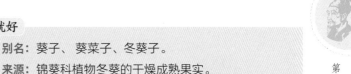
保肝 以肝为本，肝好气色就好

冬葵果

别名： 葵子、葵菜子、冬葵子。

来源： 锦葵科植物冬葵的干燥成熟果实。

性味归经： 寒，甘。归大肠、小肠、膀胱经。

《本草纲目》记载冬葵果："通大便，消水气，滑胎治痢。"

《神农本草经》记载冬葵果："主五脏六腑，寒热羸瘦，五癃，利小便。久服坚骨长肌肉，轻身延年。"

传统功用

1.利水通淋：可用于小便不利，水肿，淋沥涩痛等。

2.通乳：用于乳汁不下，乳房胀痛等。

3.润肠通便：用于大便燥结等。

用量用法

煎服，3~9克。

药材性状 果实由7~9个小分果组成，呈扁平圆盘状，底部有宿存花萼。分果呈橘瓣状或肾形，直径1.5~2.0毫米，较薄的一边中央凹下。果皮外表为棕黄色，背面较光滑，两侧面靠凹下处各有一微凹下圆点，由圆点向外有放射性条纹。种子橘瓣状肾形，种皮黑色至棕褐色。质坚硬，破碎后子叶心形，两片重叠折曲。气微，味涩。

药理作用 增强网状内皮系统吞噬活性。

注意事项 脾虚便溏及孕妇慎用。

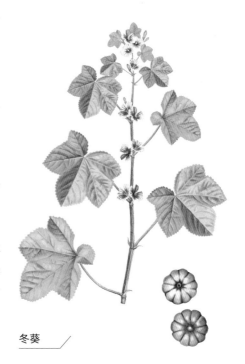

冬葵

应/用/指/南

01 治疗轻度脂肪肝

冬葵果15克，玉米须60克，赤小豆100克，白糖适量。将玉米须、冬葵果煎水取汁，入赤小豆煮成汤，加白糖调味。分2次饮服，吃豆，饮汤。

02 治疗泌尿系结石

冬葵果、当归、王不留行、陈皮、石韦、滑石各15克，水煎服。

03 治疗便秘

冬葵果15克，薏苡仁100克。将冬葵果洗净切碎，煮沸10~15分钟后，再放入薏苡仁共煮，熬制成粥，空腹服用。

山楂

别名：鼠查、赤枣子、山里红果、映山红果、酸梅子、山梨。

来源：蔷薇科植物山里红或山楂的干燥成熟果实。

性味归经：微温，酸、甘。归脾、胃、肝经。

《本草纲目》记载山楂："化饮食，消肉积，癥瘕，痰饮，痞满吞酸，滞血痛胀。"

传统功用

1.消食化积：用于肉食积滞、脘腹胀满、呕恶腹泻、小儿乳积、消化不良等。

2.行气散瘀：用于妇女产后瘀阻腹痛、血瘀痛经、闭经，疝气偏坠胀痛，冠心病、心绞痛、高血压、高脂血症等。

用量用法

煎服，9～12克。

药材性状 1.山里红 果实近球形，直径1～2.5厘米。表面鲜红色至紫红色，有光泽，满布灰白色的斑点，顶端有宿存花萼，基部有果柄残痕，商品常加工成纵切或横切片，厚2～8毫米，多卷曲或皱缩不平。果肉厚，深黄色至浅棕色，切面可见淡黄色种子3～5粒，有的已脱落。质坚硬。气微清香，味酸、微甜。

2.山楂 果实类球形，直径1.0～1.5厘米。表面深红色，有小斑点，顶端有宿存花萼，基部有细长果柄。

药理作用 促进消化；增强心肌收缩力；降压、降脂；镇静、镇痛；利尿；抗氧化；提高机体免疫力；抗细菌；抗肿瘤等。

注意事项 胃酸过多者慎用。

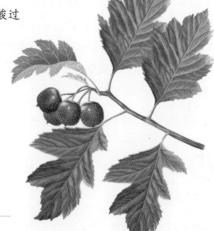

山里红

 应/用/指/南

01 防治肝癌

山楂、干蟾皮、炮穿山甲、皂角刺各12克，丹参15克，三棱、莪术各9克，白花蛇舌草、半边莲各30克，水煎服，每日1剂。能去淤积，消肿块，延长生存期。

02 治疗伤食积滞

炒山楂90克，制半夏、茯苓、炒麦芽各30克，陈皮、连翘、莱菔子各15克，神曲9克，共研细末，神曲米糊制为丸，梧桐子大，每服9克，每日2～3次，温开水送服。

传统功用

1.平肝潜阳：主治肝阳上亢、眩晕、头痛等。

2.清肝明目：用于肝火上炎、目赤肿痛，或肝阴不足、目暗不明等。

用量用法

煎服，3～15克，宜打碎先煎。

药材性状 1.杂色鲍 贝壳呈长卵圆形，内面观略呈耳形，长8～9厘米，宽5～7厘米，高约2厘米。表面暗红色，有多数不规则的螺肋和细密生长线，从螺旋部顶处开始排列有20余个疣状突起，末端6～9个开孔。

2.皱纹盘鲍 贝壳长椭圆形，长12厘米左右，宽6～8厘米，高2～3厘米。表面灰棕色，有多数粗糙而不规则的皱纹，生长线明显，常有苔藓类或石灰虫等附着物，末端3～5个开孔。

3.羊鲍 贝壳近圆形，较小，长8厘米左右，宽2.5～6厘米，高0.8～2.0厘米。螺旋部与体螺各占1/2，从螺旋部边缘有2行整齐的突起，尤以上部较为明显，末端4～5个开孔呈管状。

4.耳鲍 贝壳狭长，略扭曲，呈耳状，长6～7厘米，宽2.5～3.5厘米，高约1厘米。表面光滑，具翠绿色、紫色及褐色等多种颜色形成的斑纹，螺旋部小，体螺部大，末端5～7个开孔，孔口与壳平，多为椭圆形，壳薄。质较脆，断面0.5～15毫米。

药理作用 抗肝损伤；耐缺氧；抑菌；扩张气管、支气管平滑肌；免疫抑制等。

耳鲍

羊鲍 皱纹盘鲍
杂色鲍

保肝 以肝为本，肝好气色就好

石决明

别名： 鲍鱼甲、千里光、海决明、鲍鱼壳、鲍鱼皮。

来源： 鲍科动物杂色鲍、皱纹盘鲍、羊鲍或耳鲍的贝壳。

性味归经： 寒，咸。归肝经。

《本草纲目》记载石决明："通五淋。"《本草求原》记载石决明："软坚，滋肾，治痔漏。"

 应/用/指/南

治疗高血压

石决明24克，黄芪、当归、牛膝、生牡蛎、白芍药、玄参、桑枝、磁石、补骨脂、牡丹皮、乌药、独活各6克。石决明、牡蛎、磁石先煎30～60分钟，取其煎液加温水适量，入浴盆足浴，每次1小时，每日1次，每次1剂，连续7～10剂。可平肝潜阳，适用于高血压头晕头痛，小便短少、肢体水肿、麻木等。

香附

别名： 雀头香、莎草根、香附子、三棱草根、苦羌头。

来源： 莎草科植物莎草的干燥根茎。

性味归经： 平，辛，微苦、微甘。归肝、脾、三焦经。

《本草纲目》记载香附："散时气寒疫，利三焦，解六郁，消饮食积聚，痰饮痞满，跗肿，腹胀，脚气，止心腹、肢体、头、目、齿、耳诸痛，痈疽疮疡，吐血，下血，尿血，妇人崩漏带下，月候不调，胎前产后百病。"

传统功用

1.疏肝理气：用于肝郁气滞、胁肋胀满，肝气犯胃、脘痛呕吐，寒疝腹痛等。

2.调经止痛：用于妇女月经不调、痛经、闭经、乳房结块等。

用量用法

煎服，6～9克。

药材性状 根茎纺锤形，或稍弯曲，长2.0～3.5厘米，直径0.5～1.0厘米。表面棕褐色或黑褐色，有不规则纵纹，并有明显而暗隆起的环节6～10个，节上有众多未除尽的暗棕色毛须及须根痕，去净毛须的较光滑，有细密纵脊纹。质坚硬，蒸煮者断面角质样，棕黄色或棕红色；生晒者断面粉性，类白色，内皮层环明显，中柱色较深，点状维管束散在。气香，味微苦。

药理作用 抑制回肠平滑肌；促进胆汁分泌；松弛子宫平滑肌；雌激素样作用；解热；强心；抗炎；抗病原微生物等。

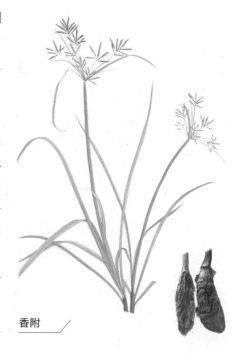

香附

 应/用/指/南

01 治疗乳腺肿块

香附、贝母各15克，白术、党参、茯苓、熟地黄、当归各12克，川芎、桔梗各9克，陈皮、甘草各6克，半边莲30克，生姜3片，大枣5枚，水煎，分2次服，每日1剂。连续服用至肿块消失，病情好转。

02 治疗脘腹胀满

香附12克，缩砂仁（后下）6克，炙甘草3克，水煎服。

03 治疗痛经

香附（醋炙）180克，艾叶、川芎、吴茱萸、白芍药、当归、黄芪各90克，续断45克，生地黄30克，肉桂15克，共研细末，米醋打糊为丸，每服9克，每日2次，空腹淡醋汤下。

保肝 以肝为本，肝好气色就好

荔枝核

别名：荔核、荔仁、枝核、大荔核。

来源：无患子科植物荔枝的干燥成熟种子。

性味归经：温，辛、微苦。归肝、胃经。

《本草纲目》记载荔枝核："行散滞气。治疝气痛，妇人血气刺痛。"

传统功用

行气止痛，祛寒散结：用于肝经寒凝气滞所致的疝气疼痛、睾丸肿痛等。此外，还可用于肝郁气滞之胃脘胁肋疼痛及气滞血瘀之经前腹痛、产后腹痛等。

用量用法

煎服，4.5～9.0克。

药材性状 种子长圆形或长卵形，稍扁，长1.5～2.5厘米，直径0.5～1.5厘米。表面棕色至棕红色，稍具光泽，有不规则凹隙和细纹，一端平截，有近圆形黄棕色的种脐，直径5～7毫米，另一端圆钝。质坚硬，剖开后，种皮薄革质而脆，有2片肥厚子叶，橙黄色或棕黄色。气微，味微甘、苦、涩。

药理作用 降血糖。

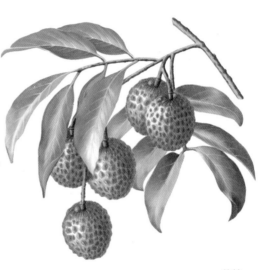

荔枝

应/用/指/南

01 治疗狐臭

荔枝核焙干研末，调白酒，涂擦腋窝部。

02 治疗颈淋巴结核

荔枝核50克，海藻15克，黄酒适量，水煮食之，每日1剂。

03 治疗痛经

荔枝核、香附、黄酒各30克。将荔枝核、香附研成细末，混合后装入瓷瓶密封保存，每次痛经发生的前一天开始服用，每次服6克，以黄酒适量调服，每日3次。

04 治疗呃逆

荔枝核50克，烧灰，研末，温开水调服。

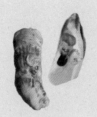

牡蛎

别名： 蛎蛤、牡蛤、蛎房、海蛎子壳、海蛎子皮。

来源： 牡蛎科动物长牡蛎、大连湾牡蛎或近江牡蛎的贝壳。

性味归经： 微寒，咸。归肝、胆、肾经。

《本草纲目》记载牡蛎："化痰软坚，清热除湿，止心脾气痛，痢下，赤白浊，消疝瘕积块，瘰疬结核。伏砒砂。"

传统功用

1.平肝潜阳：主治肝阴不足、肝阳上亢、眩晕、头痛，外感温病后期、热灼真阴、上扰心神、烦躁不眠等。

2.收敛固涩：主治正虚不固、虚汗、遗精、带下、崩漏等。

3.软坚散结：用于痰火郁结之瘰疬、痰核等。近年来常用于治疗肝脾肿大。

用量用法

煎服，9～30克，宜打碎先煎。

药材性状 1.长牡蛎 贝壳呈长片状，背腹缘几平行，长10～50厘米。右壳较小，鳞片坚厚，层状或层纹状排列，壳外面平坦或具数个凹陷，淡紫色、灰白色或黄褐色，内面瓷白色，壳顶两侧无小齿。左壳凹下很深，鳞片较右壳粗大，壳顶附着面较小。质硬，断面层状，洁白。气微，味微咸。

2.大连湾牡蛎 贝壳呈类三角形，背腹缘呈八字形。右壳外面淡黄色，具疏松的同心鳞片，鳞片起伏成波浪状，内面白色。左壳同心鳞片坚厚，自壳顶部放射肋数个，明显，内面凹下呈盒状，铰合面小。

3.近江牡蛎 贝壳呈圆形、卵圆形、三角形等。左壳凹陷，大而厚，右壳平坦，稍小。右壳外表面稍不平，有灰、紫、棕、黄等色，环生同心鳞片，幼体者鳞片薄而脆，多年生长者鳞片厚而坚，内表面白色，边缘有时淡紫色。

药理作用 镇静；抗溃疡；增强免疫力等。

 应/用/指/南

01 治疗甲状腺癌

牡蛎60克，苍耳草、贯众各30克，海藻、蒲黄根、玄参各15克，水煎服。能使坚肿软缩，压迫症状减轻。

02 治疗肝癌

牡蛎30克，制鳖甲12克，八月札、太子参、黄芪、郁金、凌霄花、香附各9克，水煎服。

能使肝区郁痛减轻，硬结与肿块软缩。宜于原发性肝癌。

03 治疗遗精滑泄

牡蛎（煅）、龙骨（煅）各30克，沙苑蒺藜、芡实、莲须各60克，共研为末，莲肉粉煮糊为丸。每服9克，每日3次，空腹淡盐汤送服。

保肝 以肝为本，肝好气色就好

罗布麻

别名： 吉吉麻、红花草、野茶、茶叶花、红麻、野茶叶、红柳子。

来源： 夹竹桃科植物罗布麻的干燥叶。

性味归经： 凉，甘、苦。有小毒。归肝经。

《陕西中草药》记载罗布麻："清凉泻火，强心利尿，降血压。治心脏病，高血压，神经衰弱，肾炎浮肿。"

传统功用

1.平肝清热：用于肝火亢盛，肝阳上亢所致的头痛眩晕，烦躁失眠等。可单用本品煎服或用开水泡服，也可配伍其他平肝潜阳药。

2.清热利尿：用于湿热蕴结、水肿涨满、小便不利等。

用量用法

煎服，6～12克。

药材性状 叶多皱缩卷曲，有的破碎，完整叶片展平后，呈椭圆状披针形或卵圆状披针形，长2～5厘米，宽0.5～2.0厘米。淡绿色或灰绿色，先端钝，具小芒尖，基部钝圆或楔形，边缘具细齿，常反卷，两面无毛，下面叶脉突起，叶柄细，长约4毫米。质脆。气微，味淡。

药理作用 降压；镇静；利尿；强心；降血脂；抑制血小板聚集；增强机体免疫力；延缓衰老；抗辐射；抗病毒。

注意事项 本品有类似毒毛旋花子甙的毒性反应，故不宜过量长期服用，以免中毒。

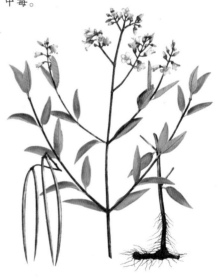

罗布麻

应/用/指/南

01 治疗肝炎腹胀

罗布麻、延胡索各10克，甜瓜蒂7.5克，公丁香5克，木香15克。共研细末，1次2.5克，每日2次，开水送服。

02 治疗神经衰弱、眩晕、心悸、失眠

罗布麻5～10克，开水冲泡当茶喝即可，不可煎煮。

03 治疗高血压、冠心病

罗布麻6克，山楂15克，五味子5克，冰糖适量。取上述三药加冰糖2～3块，热开水泡茶饮，饮至味淡再换一杯。不拘量，代茶饮。

白芍药

别名： 白芍、金芍药。

来源： 毛茛科植物芍药的干燥根。

性味归经： 微寒，苦、酸。归肝、脾经。

《本草纲目》记载白芍药："止下痢腹痛后重。"《医学启源》记载白芍药："安脾经，治腹痛，收胃气，止泻利，和血，固腠理，泻肝，补脾胃。"

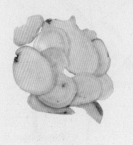

传统功用

1.养血敛阴止汗：用于肝血亏虚之面色萎黄、月经不调、经行腹痛等以及阴虚盗汗、表虚自汗。

2.平抑肝阳，柔肝止痛：用于肝阳上亢、头晕目眩、烦躁易怒等，血虚肝郁、胁肋疼痛、多梦易惊，肝脾不和、脘腹挛急作痛及血虚引起的四肢挛急作痛。此外，还可用于治疗脾虚肝旺、腹痛泄泻等。

用量用法

煎服，5～15克。

药材性状 根圆柱形，粗细较均匀，大多顺直，长5～20厘米，直径1.0～2.5厘米。亳白芍药表面粉白色或类白色，较光滑；杭白芍药表面棕色或浅棕色，较粗糙，有明显的纵纹及细根痕。质坚实而重，不易折断，断面灰白色或微带棕色，角质样，木部有放射状纹理。气微，味微苦、酸。

药理作用 镇痛；解除胃、肠、子宫、气管平滑肌痉挛；抑制血小板聚集；扩张血管；抗肝损伤；解毒；抑菌；抗诱变；抗肿瘤。

注意事项 反藜芦。阳衰虚寒证慎用。

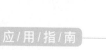

芍药

应/用/指/南

01 治疗肝癌

白芍药、半枝莲各15克，茯苓、丹皮、十大功劳各9克，玄参6克，龙葵30克，水煎服，每日1剂。

02 治疗月经不调

白芍药、当归、熟地黄各9克，川芎4.5克，水煎四物汤，内服。

03 治疗脘腹挛痛

白芍药15克，甘草9克，水煎服。

04 治疗胁肋滞痛

白芍药、柴胡、制香附、炙甘草各9克，枳壳、川芎各4.5克，水煎服，每日1剂，分2次服。

润肺 养肺就是养气血

乌梅

别名： 梅实、熏梅、橘梅肉、酸梅。

来源： 蔷薇科植物梅的干燥近成熟果实。

性味归经： 平，酸、涩。归肝、脾、肺、大肠经。

《本草纲目》记载乌梅："敛肺涩肠，治久嗽，泻痢，反胃噎膈，蛔厥吐利，消肿，涌痰，杀虫，解鱼毒、马汗毒、硫黄毒。"

传统功用

1. 敛肺止咳：用于肺虚久咳、干咳少痰等。
2. 涩肠止泻：用于久泻久痢、肠滑不禁等。
3. 生津止渴：用于内热消渴等。
4. 安蛔止痛：用于蛔虫腹痛、胆道蛔虫症等。

此外，取其收敛之性，还可止血，用于崩漏等。

用量用法

煎服，6~12克。

药材性状 核果类球形或扁球形，直径2~3厘米。表面乌黑色至棕黑色，皱缩，于放大镜下可见毛茸，基部有圆形果梗痕，果肉柔软或略硬，果核坚硬，椭圆形，棕黄色，表面有凹点，内含卵圆形、淡黄色种子一粒。气微，味极酸。

药理作用 驱蛔；抗病原微生物等。

注意事项 外有表邪或内有实热积滞者均不宜服用。

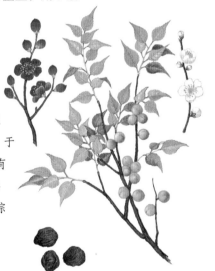

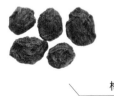

梅

应/用/指/南

01 治疗久咳不已

乌梅肉（微炒）、罂粟壳（去筋膜，蜜炒）各等份，为末。每服6克，临睡时蜜汤调下。

02 治疗久痢不止

乌梅肉20个，水200毫升，煎至6分，饭前分2次服用。

03 治疗头疮皮癣

乌梅肉2500克，水煎浓缩成膏约500克，每服9克，用糖开水送服，每日3次。另以生油调膏外敷于患处。

前胡

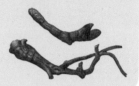

别名： 信前胡、麝香菜。

来源： 伞形科植物白花前胡或紫花前胡的干燥根。

性味归经： 微寒，苦、辛。归肺经。

《本草纲目》记载前胡："清肺热，化痰热，散风邪。"

传统功用

1.降气祛痰：用于肺热咳嗽、痰黄黏稠等。

2.宣散风热：用于外感风热郁肺之咳嗽咽痛等。

用量用法

煎服，3～9克。

药材性状 1.白花前胡 根呈不规则圆锥形、圆柱形或纺锤形，稍扭曲，下部常有分枝，长3～15厘米，直径1～2厘米。表面黑褐色至灰黄色，根头部中央多有茎痕及纤维状叶鞘残基，上部有密集的横向环纹，下部有纵沟、纵纹及横向皮孔。质硬脆，易折断，断面不整齐，淡黄白色，可见一棕色形成层环及放射状纹理，淡黄色，散有多数棕黄色小油点，木质部黄棕色。气芳香，味微苦、辛。

2.紫花前胡 根上端有残留茎基，无纤维毛状物，茎基周围常有膜状叶鞘基部残留，断面类白色，皮部较窄，油点少，放射状纹理不明显，木质部占根面积1/2或更多。

药理作用 祛痰；抗炎；抑菌；增加冠脉血流量；抑制心肌收缩力；抗心律失常；扩张血管等。

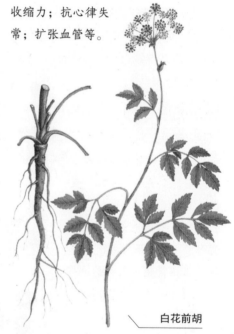

白花前胡

应/用/指/南

01 治疗小儿支气管炎

前胡、苏叶各10克，杏仁、半夏、荆芥各6克，麻黄3克，生姜3片。水煎服，每日1剂，分2次服。

02 治疗慢性咽炎

前胡、玄参、生地黄、麦冬、杏仁、百部、枇杷叶、紫菀、款冬花各10克，水煎服。

03 治疗流感

前胡、山栀子各6克，薄荷3克（后下），大青叶、板蓝根、金银花、连翘各15克，鲜茅根、鲜芦根各30克，黄芩10克，水煎服。

润肺 养肺就是养气血

百部

别名：百条根、野天门冬、山百根。

来源：百部科植物直立百部、蔓生百部或对叶百部的干燥块根。

性味归经：微温，甘、苦。归肺经。

《本草纲目》记载百部："气温而不寒，寒嗽宜之。"《药性论》记载百部："治肺家热，上气，咳逆，主润益肺。"

传统功用

1.润肺止咳：用于新、久咳嗽。对外感风寒咳嗽、肺寒咳嗽、肺热咳嗽及气阴不足之久咳，百日咳、肺结核咳嗽等均可应用。

2.灭虱杀虫：单味水煎内服可治疗蛔虫病、蛲虫病等。外用可治疗头虱、体虱、疥癣等。

用量用法

煎服，3～9克。外用适量，水煎或酒浸。

药材性状 1.直立百部　呈纺锤形，上端较细长，皱缩弯曲，长5～12厘米，直径0.5～1.0厘米。表面黄白色或淡棕黄色，有不规则的深纵沟，间有横皱纹。质脆，易吸潮变软，断面微带角质，皮部宽广，中柱多扁缩。气微，味甘、苦。

2.蔓生百部　块根两端稍狭细，表面淡白色，具不规则皱褶及横皱纹。

3.对叶百部　块根粗大，长纺锤形或长条形，长8～24厘米，直径0.8～2.0厘米。表面浅棕色至灰棕色，皱纹较浅。质较坚实，断面黄白色至暗棕色，中柱较大，髓部类白色。

药理作用 平喘，镇咳，祛痰；抗病原微生物；杀虫。

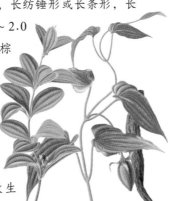

直立百部　　对叶百部

应/用/指/南

01 治疗咳嗽痰多

百部与款冬花、黄芩、石韦、桔梗等配伍应用，水煎服。

02 治疗阴虱

剃去阴毛，局部外涂25%百部酊，每日2次，连用5日。

03 治疗阴囊潮湿

用百部100克和苦参150克，加300毫升白酒浸泡，泡1日后用药酒涂于患处，每日2次。若浴后外涂患处，则会吸收得更好。

桔梗

润肺 养肺就是养气血

别名： 荠苨、梗草、苦梗、苦桔梗、大药、苦菜根。

来源： 桔梗科植物桔梗的干燥根。

性味归经： 平，苦、辛。归肺经。

《本草纲目》记载桔梗："主口舌生疮，目赤肿痛。""伏砒。"

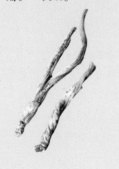

传统功用

1. 宣肺祛痰：用于风寒、风热咳嗽，痰阻气滞，咳嗽胸闷等。
2. 排脓：用于肺痈吐脓、咳喘胸痛等，常配伍生甘草、鱼腥草、金荞麦等。
3. 利咽：用于咽痛音哑等，常配伍生甘草、蝉蜕、牛蒡子等。

用量用法

煎服，3～10克。

药材性状 根呈圆柱形或长纺锤形，略扭曲，偶有分枝，长7～20厘米，直径0.7～2.0厘米；顶端有较短的根茎（芦头），其上有数个半月形的茎痕。表面白色或淡黄白色，不去外皮的表面黄棕色至灰棕色，全体有不规则纵纹及沟纹，并有横向皮孔样的瘢痕。质硬脆，易折断，折断面略不平，可见放射状裂隙，皮部类白色，形成层环纹明显，木部淡黄色。气微，味微甜后苦。

药理作用 祛痰，镇咳；抗炎；提高机体免疫力；抗消化性溃疡；增加冠脉血流量；降血糖；镇静，镇痛，解热；利尿等。

注意事项 气机上逆、呕吐、眩晕，阴虚火旺咯血等不宜用。用量大易致恶心呕吐。

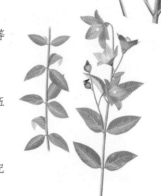

桔梗

 应/用/指/南

01 预防肺癌

桔梗与鱼腥草、蒲公英、栝楼皮、葵树子等配伍应用，水煎服。

02 治疗胸胁胀满

桔梗与牡蛎、瓦楞子、郁金、海蛤壳等配伍应用，水煎服。

03 治疗咽喉疼痛

桔梗与甘草、山豆根、牛蒡子、板蓝根等配伍应用，水煎服。

润肺 养肺就是养气血

浙贝母

别名： 大贝、浙贝、象贝、元宝贝、珠贝。

来源： 百合科植物浙贝母的干燥鳞茎。

性味归经： 寒，苦。归肺、心经。

《本草纲目拾遗》记载浙贝母："解毒利痰，开宣肺气，凡肺家夹风火有痰者宜此。"

传统功用

清化热痰，散结消痈：用于风热或痰火咳嗽、肺痈、乳痈、瘰疬、疮毒等。

用量用法

煎服，3～10克。

药材性状 1.珠贝 为完整的鳞茎。全体呈扁球形，直径1.0～2.5厘米，高1.0～1.5厘米。表面类白色，外层鳞叶2枚，较大而肥厚，略呈肾形，互相对合，其内有2～3枚小鳞叶及干缩的残茎。质脆而结实，易折断，断面白色，富粉性。气微，味微苦。

2.大贝 为鳞茎外层单瓣肥厚的鳞叶，一面凹入，一面凸出，呈新月状，长2～4厘米，高1～2.5厘米，厚0.6～1.5厘米。表面类白色至淡黄白色，被有白色粉末。

3.浙贝片 为鳞茎外层的单瓣鳞叶切成的片，椭圆形或类圆形，直径1～2厘米。边缘表面淡黄色，切面平坦，粉白色。

药理作用 镇咳；扩张支气管平滑肌；镇静，镇痛；兴奋子宫平滑肌；增加冠脉血流量，加快心率；降血压等。

注意事项 寒痰、湿痰及脾胃虚弱者慎服。反乌头。

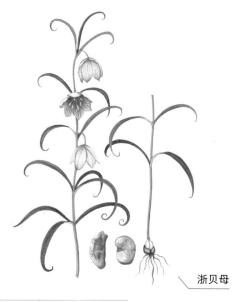

浙贝母

应/用/指/南

01 治疗风火痰咳

浙贝母、知母各4.5克，甘草1克，枳实2克，茯苓、栝楼仁、陈皮、桑白皮各3克，黄芩、栀子各3.5克，生石膏6克，共为细末，加生姜3片，水煎服。

02 治疗疮痈肿毒

浙贝母、赤芍药、当归、白芷、防风、皂角刺、穿山甲、天花粉、乳香、没药、甘草各3克，陈皮、金银花各9克，水、酒各半煎服。

栝楼

别名： 瓜蒌、地楼、柿瓜、药瓜、桂瓜、泽巨。

来源： 葫芦科植物栝楼或双边栝楼的干燥成熟果实。

性味归经： 寒，甘、微苦。归肺、胃、大肠经。

《本草纲目》记载栝楼："润肺燥，降火，治咳嗽，涤痰结，利咽喉。""利大肠，消痈肿疮毒。"

传统功用

1.清热化痰，利气宽胸：用于痰热咳嗽、痰热结胸、胸痹等。

2.润肠通便：用于肠燥、便秘。多用栝楼仁。

用量用法

煎服，6～15克，打碎入煎。

药材性状 果实呈类球形或宽椭圆形，长7～10厘米，直径6～8厘米。表面橙红色或橙黄色，皱缩或较光滑，顶端有圆形的花柱残基，基部略尖，具残存果梗。质脆，易破开；内表面黄白色，有红黄色丝络，果瓤橙黄色，黏稠，与多数种子黏结成团。具焦糖气，味微酸、甜。

药理作用 祛痰；泻下；扩张冠状动脉；抗心肌缺血；改善微循环；抑制血小板聚集；抗心律失常等。

注意事项 反乌头。脾虚便溏及湿痰、寒痰者忌用。

附药 全栝楼为1/3栝楼皮与2/3栝楼仁的合用。有行气除满、清热润肺、消散乳痛的功效。适用于胸腹胀满、燥热咳嗽、胸痹结胸、乳痈肿痛等病症。

应/用/指/南

01 治疗肺癌

栝楼、薏苡仁、蜂房各15克，党参、半夏、橘叶、浙贝母、薤白、延胡索各9克，甘草、陈皮各5克，水煎服。宜于早期肺癌，能使咳嗽、血痰、胸痛、发热等症状减轻。

02 治疗肝癌

栝楼、乌蛇、薏苡仁各500克，皂角刺150克，蜈蚣、全蝎各120克，制硇砂15克，共研细末，压制成片，每片重0.5克，每服10片，每日3次。

03 治疗痰热内结

栝楼、胆南星、制半夏各45克，黄芩、枳实、陈皮、杏仁、茯苓各30克，共研细末，姜汁和为丸，每服9克，每日2～3次，温开水送服。

04 治疗乳痈红肿

栝楼30克，当归、生甘草各15克，乳香、没药各3克，研为细末，水、酒各半煎煮，每日1剂，分2次服。能使肿痛消散，脓成溃破。

川贝母

传统功用

1.清热润肺，化痰止咳：用于热咳。对风热、痰热咳嗽，肺热燥咳，干咳少痰，阴虚燥咳，咳痰带血等均可应用。

2.散结消肿：用于瘰疬、乳痈、肺痈等。

用量用法

煎服，3～10克；研粉冲服，1～2克。

药材性状 1.松贝 鳞茎呈圆锥形或近心脏形，高3～8毫米，直径3～9毫米。表面类白色，外层鳞叶2瓣，大小悬殊，大瓣紧抱小瓣，未抱部分呈新月形，顶部闭合，内有类圆柱形、顶端稍尖的心芽和小鳞叶1～2枚，先端钝圆或稍尖，底部平，微凹入，中心有一灰褐色的鳞茎盘。质硬而脆，断面白色，富粉性。气微，味微苦。

2.青贝 鳞茎呈扁球形或圆锥形，高0.4～1.4厘米，直径0.4～1.6厘米。外表白色或黄白色，外层两瓣鳞叶形态大小相近，相对抱合，顶端多开口，内有心芽和小鳞叶2～3枚及细圆柱形的残茎。

药理作用 镇咳，祛痰，平喘；降血压；兴奋子宫平滑肌，抑制胃肠平滑肌；提高耐缺氧能力等。

注意事项 反乌头。

别名： 贝母、贝父。

来源： 百合科植物川贝母、暗紫贝母、甘肃贝母或梭砂贝母的干燥鳞茎。前三者按药材性状的不同分别习称"松贝"和"青贝"，后者药材习称"炉贝"。

性味归经： 微寒，苦、甘。归肺、心经。

《日华子本草》记载川贝母："消痰，润心肺。末和沙糖为丸含，止嗽；烧灰油调，敷人畜恶疮，敛疮口。"

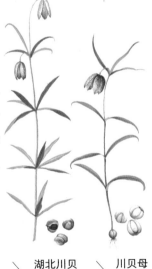

| 湖北川贝 | 川贝母 |

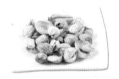

 应/用/指/南

01 预防咳嗽

川贝母、枇杷叶、苦杏仁、麦冬、生地黄、甘草、桔梗、薄荷适量，水煎服。

02 治疗痰湿阻络型颈椎病

川贝母、木瓜、陈皮、丝瓜络各10克，粳米50克。将上药洗净，木瓜、陈皮、丝瓜络先煎，去渣取汁，加入川贝母（切碎），加冰糖适量即成。

地肤子

别名：地葵、地麦、益明、落帚子、竹帚子、千头子、帚菜子、铁扫把子、扫帚子。

来源：藜科植物地肤的干燥成熟果实。

性味归经：寒，苦。归膀胱经。

《神农本草经》记载地肤子主治："膀胱热，利小便，补中益精气，久服耳目聪明，轻身耐老。"

传统功用

1.利尿通淋：用于膀胱湿热、小便淋痛等。

2.祛风止痒：用于风疹瘙痒、阴部湿疹等。

用量用法

煎服，9～15克。外用适量，煎汤熏洗。

药材性状 果实呈扁球状五角星形，直径1～3毫米。外被宿存花被，表面灰绿色或浅棕色，周围具膜质小翅5枚，背面中心有微突起的点状果梗痕及放射状脉纹5～10条，剥离花被，可见膜质果皮，半透明。种子扁卵形，长约1毫米，黑色。气微，味微苦。

药理作用 抑菌；抑制单核巨噬细胞吞噬功能；抑制迟发型超敏反应等。

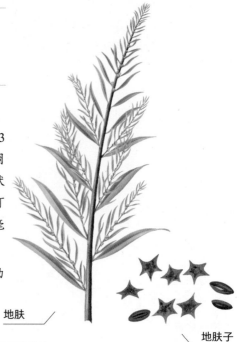

地肤

地肤子

应/用/指/南

01 治疗急性肾炎

地肤子、荆芥、苏叶、黄檗、瞿麦、桑白皮各10克，白茅根、鱼腥草、白花蛇舌草各30克，蝉蜕6克，水煎服。

02 治疗湿疹

地肤子、升麻、葛根、白术、防风、赤芍药、紫草、荆芥、玄参、蝉蜕、生地黄各10克，水煎服，每日1剂。

03 治疗阴囊湿疹

地肤子、蛇床子各60克，黄檗、苦参、花椒、大枫子、千里光各30克，薄荷叶（后下）15克，冰片1克（分2～3次用，洗前加入），用水煎至三大碗左右，再加温水适量，外洗患部。

04 治疗小便不利、湿热淋证

地肤子、猪苓、萹蓄各9克，木通6克，水煎服。每日1剂，分2次服。

05 治疗湿热、水肿

地肤子、猪苓、通草各等份，水煎服。

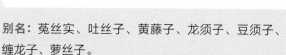

护肾 先天之本，生命之根

菟丝子

别名： 菟丝实、吐丝子、黄藤子、龙须子、豆须子、缠龙子、萝丝子。

来源： 旋花科植物菟丝子的干燥成熟种子。

性味归经： 温，甘。归肾、肝、脾经。

《药性论》记载菟丝子："治男女虚冷，添精益髓，去腰疼膝冷，又主消渴热中。久服去面野，悦颜色。"

传统功用

1.补肾，固精缩尿：用于肾虚不固、遗精、滑精、阳痿、小便白浊、余沥不尽、腰酸腿软等。

2.养肝明目：用于肝肾不足、目暗不明等。

3.补脾止泻，安胎：用于脾虚便溏等。此外，还可用于肾虚胎动不安及消渴。

用量用法

煎服，6～12克。外用适量。

药材性状 种子类球形，直径1.0～1.5毫米。表面灰棕色或黄棕色，具细密突起的小点，一端有微凹的线形种脐。质坚实，不易以指甲压碎。气微，味淡。

药理作用 增强性腺功能；增强机体免疫功能；抑制血小板聚集；抗肿瘤；抗肝损伤。

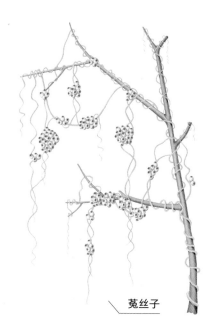

菟丝子

 应/用/指/南

01 治疗腰痛

菟丝子（酒浸）、杜仲（去皮，炒断丝）各等份，共为细末，以山药糊为丸，如梧桐子大。每服50丸，盐酒或盐汤送服。

02 治疗男性不育症

菟丝子20克，海狗肾1具，覆盆子、生山药、韭菜子各15克，蛇床子、五味子各10克，全

当归、补骨脂12克，桑螵蛸30克，车前子（包）、知母、黄檗各9克，水煎服，每日1剂，分2次服。

03 治疗黄褐斑

菟丝子、白茯苓各30克，枸杞子、何首乌、女贞子、白芍药、生地黄各15克，僵蚕6克，白蒺藜、桃仁各10克，水煎服，每日1剂。

别名：虎须草、赤须、灯心、灯草、碧玉草、水灯心、猪矢草、洋牌洞、虎酒草、秧草。

来源：灯心草科植物灯心草的干燥茎髓。

性味归经：微寒，甘、淡。归心、肺、小肠经。

《本草纲目》记载灯心草："降心火，止血，通气，散肿，止渴。烧灰入轻粉、麝香，治阴疳。"

灯心草

传统功用

1.利水通淋：用于热淋涩痛，小便不利等。

2.清心除烦：可用于心热烦躁，小儿夜啼，惊痫等。

用量用法

煎服，1～3克。

药材性状 茎髓呈细圆柱形，长达90厘米，直径1～3毫米。表面白色或淡黄白色，有细纵纹。体轻，质软，略有弹性，易拉断，断面白色。气微，无味。

药理作用 抗氧化；抗病原微生物等。

应/用/指/南

01 治疗夏日心烦口渴、倦怠乏力

灯心草10克，鲜苦瓜150克，食盐、味精各适量。把灯心草、苦瓜一起放入锅内，用小火煮半小时，去渣取汁，加食盐、味精调味即可。每日1剂，分次饮用。

02 治疗膀胱湿热引起的小便短赤

灯心草3克，瞿麦、萹蓄各12克，黄檗9克，蒲公英30克，切碎，水煎服。

03 治疗泌尿系统感染

灯心草6克，柿饼2个，白糖适量，煎汤饮食。有清热利尿，通淋止血之功效。

04 治疗肾炎水肿

鲜灯心草30克，车前草、地胆草50克，水煎服。

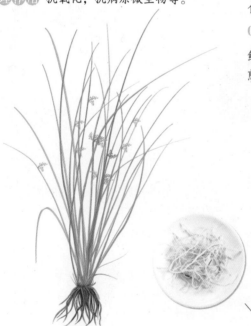

灯心草

覆盆子

别名：覆盆、小托盘。

来源：蔷薇科植物华东覆盆子的干燥果实。

性味归经：温，甘、酸。归肝、肾经。

《本草纲目》这样记载覆盆子："其补益与桑葚同功。"

传统功用

1.益肾固精缩尿：用于肾虚不固、遗精滑精、遗尿尿频等。

2.助阳：用于肾虚阳痿等。

3.明目：用于肝肾不足之目暗不明等。

用量用法

煎服，5～10克。

药材性状 聚合果由众多核果聚合而成，略呈圆锥形或类球形，上端钝圆，底部较平坦，高0.6～1.3厘米，直径0.5～1.2厘米，表面灰绿色或淡棕色，密被灰白色或灰绿色短茸毛，宿萼棕色，5裂，先端多折断，上有多数残存花丝，下有果柄痕或连有细果柄。小核果呈半月形，背面隆起，腹面有突起棱线，表面棕色，背面及顶端有灰白色毛，腹面及两侧有网状凹纹，质硬，内含棕色种子一粒。气微，味微酸涩。

药理作用 雌激素样作用；抗菌等。

注意事项 肾虚有火、小便短赤者不宜服用。

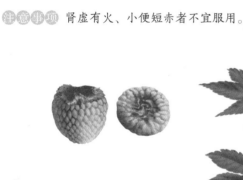

应/用/指/南

01 治疗阳痿

覆盆子，酒浸，焙研为末，可每日用酒调服9克。

02 治疗男性不育症

覆盆子、生山药、韭菜子各15克，柴狗肾1具，蛇床子、五味子各10克，菟丝子20克，全当归、补骨脂12克，桑螵蛸30克，车前子（包）、知柏各9克，水煎服，每日1剂，分2次服。

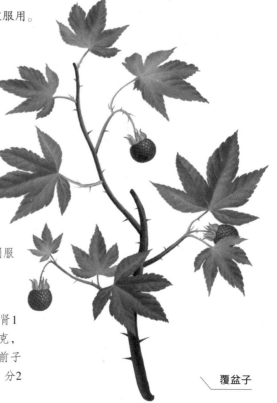

覆盆子

山茱萸

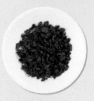

别名：山萸肉、枣皮、蜀枣、肉枣、药枣、枣皮。

来源：山茱萸科植物山茱萸的干燥成熟果肉。

性味归经：微温，酸、涩。归肝、肾经。

《景岳全书》记载山茱萸：“固阴补精，调经收血。”

传统功用

1.补益肝肾：用于肝肾不足、精血亏虚、头晕目眩、腰膝酸软、阳痿等。

2.收敛固涩：用于下元虚损，失于固秘所致小便频数、遗精滑精等。此外，还可用于治疗自汗、盗汗、大汗欲脱及崩漏出血等，有止汗、止血之功。

用量用法

煎服，5～10克。

药材性状 果肉呈不规则片状或囊状，长1～1.5厘米，宽0.5～1.0厘米。表面紫红色至紫黑色，皱缩，有光泽。顶端有的有圆形宿萼痕，基部有果梗痕。质柔软。气微，味涩、微苦。

药理作用 增强机体免疫力；增强心肌收缩力；扩张外周血管，降血压；抑制血小板聚集；降血糖；增强抗疲劳及耐缺氧能力；抗炎、抗菌等。

注意事项 素有湿热及小便淋漓涩痛者不宜使用。

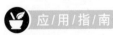 应/用/指/南

01 治疗肝肾不足之腰酸眩晕

山茱萸、补骨脂、当归各9克，麝香0.1克，炼蜜和为丸，每服9克，每日2～3次，淡盐汤送服。

02 治疗阳痿遗精

山茱萸、金樱子、补骨脂、菟丝子各12克，当归9克，水煎服。

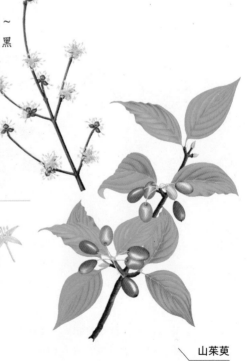

山茱萸

补脾 后天之本，不老之源

甘草

别名：美草、蜜甘、蜜草、国老、灵通、粉草、甜草、甜根子、棒草。

来源：豆科植物甘草、光果甘草或胀果甘草的干燥根及根茎。

性味归经：平，甘。归心、肺、脾、胃经。

《本草纲目》记载甘草："解小儿胎毒、惊痫，降火止痛。"

传统功用

1.补脾益气：用于脾胃虚弱、气短乏力、食少便溏等。

2.润肺止咳：用于咳嗽气喘等。

3.缓急止痛：用于腹中挛急作痛，及四肢拘挛疼痛。

4.解毒和药：用于药食中毒，缓和药物的毒性、烈性。

用量用法

煎服，1.5～9.0克。

药材性状 1.甘草 根呈长圆柱形，长30～100厘米，直径0.6～3.5厘米。表面红棕色、暗棕色或灰褐色，有明显的皱纹、沟纹及横长皮孔，并有稀疏的细根痕，外皮松紧不一，两端切面中央稍下陷。质坚实而重，断面纤维性，黄白色，有粉性，横切面有明显的形成层环纹和放射状纹理，有裂隙。根茎表面有芽痕，横切面中心有髓。气微，味甜而特殊。

2.光果甘草 根茎及根质地较坚实。表面灰棕色，皮孔细而不明显。断面纤维性，裂隙较少。

3.胀果甘草 根茎及根木质，粗壮，多灰棕色至灰褐色。质坚硬，易潮。断面淡黄色或黄色，纤维性，粉性少。

药理作用 增强机体免疫功能；抗炎，抗菌，抗病毒；镇咳，祛痰；抗溃疡，解痉；促进胰液分泌；促进胆汁分泌；抗肿瘤；解毒明目等。

注意事项 反大戟、甘遂、芫花、海藻。湿盛中满者忌服。大剂量久服可致水钠潴留性水肿。

🌿 应/用/指/南

01 治疗脾胃虚弱

炙甘草、白术、茯苓各9克，党参6克，水煎服，每日2次。

02 治疗痰咳哮喘

甘草（末）6克，每日2次，温开水送服。服药后肺活量显著提高，症状消失。

03 治疗脑肿瘤

甘草15克，豨莶草、当归、山药、薏苡仁、牛膝、白芍药、桑枝、续断各9克，伸筋草6克，水煎，每日1剂，分3次温服。

补脾益气，药中之"国老"

◆中医认为，甘草味甘，性平，入心经、脾经、胃经和肺经，生甘草可以清热解毒、润肺和中，炙甘草可以健脾益胃、大补三焦之元气。

甘草有生甘草和炙甘草之分，生甘草可以清热解毒、润肺和中。咽喉肿痛，胃肠道溃疡，或者食物中毒，都可以用生甘草来调治；而炙甘草是生甘草片用蜂蜜拌匀后炒制而成的，最大的作用是健脾益胃，大补三焦之元气，脾胃功能减弱了就可以通过食用炙甘草来调治。通常，甘草在临床上并不起主治作用，更常用于调和诸药，让其他药物发挥更大的药效，所以南朝医学家陶弘景将甘草尊称为"国老"，李时珍在《本草纲目》中也说："诸药中甘草为君，治七十二种乳石毒，解一千二百般草木毒，调和众药有功，故有'国老'之号。"

甘草还有一个重要的功效就是补虚益气，健脾利胃。在《千金要方》里，甘草就首度被认为具有帮助妇女"补虚益气，唤容颜"的神奇功效。如果你经常感觉疲倦乏力，没精神，没食欲，对什么事都提不起兴趣，就说明你气虚、脾胃不调，久而久之，身体的各项生理功能就会下降，皮肤也会失去弹性，变得毫无生气。此时能补脾益气的甘草就可以发挥作用了。可制作一款甘草西洋参茶来提气，在适量甘草中加入几片西洋参冲泡成茶水饮用即可。

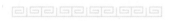 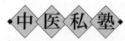

甘草虽好，也不是人人皆宜、多多益善的。如果长期大量服用甘草，因其保钠排钾作用，会导致水钠潴留，从而产生血压升高、水肿或低血钾症，出现心律失常、肌肉无力等症状。因此，患有高血压、心血管疾病的女性应慎用甘草及以甘草为主的中成药，如复方甘草片、甘草流浸膏等。

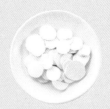

山药

别名： 署预、薯蓣、山芋、诸署、署豫、九黄姜、野白薯。

来源： 薯蓣科植物薯蓣的干燥根茎。

性味归经： 平，甘。归脾、肺、肾经。

《本草纲目》记载山药："益肾气，健脾胃，止泄痢，化痰涎，润皮毛。"

传统功用

1.补肺止咳：用于肺气不足、久咳虚喘，或肺肾两虚、纳气无力的虚喘。

2.补脾止泻：用于脾气不足、食少便溏，或妇女白带过多属脾虚湿注者。

3.补肾涩精：用于肾虚腰膝酸软、滑精早泄等。

用量用法

煎服，15～30克。

药材性状 1.毛山药 略呈圆柱形，稍扁而弯曲，长15～30厘米，直径1.5～6.0厘米。表面黄白色或浅棕黄色，有明显纵纹及栓皮未除尽的痕迹，并可见少数须根痕，两头不齐。质坚实，不易折断，断面白色，颗粒状，粉性，散有浅棕黄色点状物。气微，味淡、微酸，嚼之发黏。

2.光山药 圆柱形，两端齐平，长7～16厘米，直径1.5～3.0厘米，粗细均匀，挺直。表面光滑，洁白，粉性足。

药理作用 增强机体免疫功能；降血糖；耐缺氧等。

注意事项 湿盛中满或有积滞者忌服。

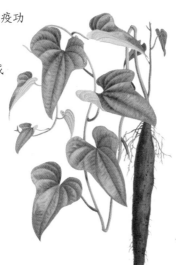

薯蓣

 应/用/指/南

01 治疗乳腺癌

山药、白芍药、薏苡仁、茵陈各9克，党参、杏仁、百部、乳香各5克，茯苓、柴胡、连翘各3克，水煎，分2次服，每日1剂。

02 治疗脾虚久泻

山药、党参各12克，茯苓、白术各9克，神曲6克，水煎服。

03 治疗肺肾虚喘

山药、山茱萸各9克，五味子3克，水煎服。

鸡矢藤

别名：鸡屎藤、臭藤根、毛葫芦、五香藤、白毛藤、鸡脚藤、解暑藤。

来源：茜草科多年生草质藤本植物鸡矢藤或毛鸡矢藤的干燥地上部分。

性味归经：微寒，甘、苦。归脾、胃、肝、肺经。

《岭南草药志》记载鸡矢藤："预防暑毒，消肠胃积滞，化五淋；固阴气耗散。用于痢疾，黄疸，肺痨咯血，咳嗽，百日咳，胃痛，大便下血，疝气偏坠，风寒湿痹，烫火伤，毒蛇咬伤。"

传统功用

1. 消食化积：用于小儿疳积、脘腹胀满等。

2. 祛风利湿，止痛解毒，活血消肿：用于风湿筋骨痛、跌打损伤、外伤性疼痛、肝胆及胃肠绞痛、消化不良、支气管炎、放射反应引起的白细胞减少症等。外用可治疗皮炎、湿疹及疮疡肿毒等。

用量用法

煎服，15~60克；外用适量，捣敷或煎水洗。

药材性状 茎呈扁圆柱形，稍扭曲，无毛或近无毛。老茎灰棕色，直径3~12毫米，栓皮常脱落，有纵纹及叶柄断痕，易折断，断面平坦，灰黄色。嫩茎黑褐色，直径1~3毫米，质韧，不易折断，断面纤维性，灰白色或浅绿色。叶对生，多皱缩或破碎，完整者展平后呈宽卵形或披针形，长5~15厘米，宽2~6厘米，先端尖，基部楔形、圆形或浅心形，全缘，绿褐色，两面具短柔毛或近无毛，叶柄长1.5~7.0厘米，无毛或有毛。聚伞花序顶生或腋生，前者多带叶，后者疏散少花，花序轴及花均被疏柔毛，花淡紫色。气特异，味微苦、涩。

药理作用 镇静，镇痛，抗惊厥；抗菌；抑制肠平滑肌收缩等。

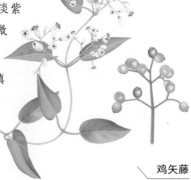

鸡矢藤

 应/用/指/南

01 治疗浅表性胃炎

鸡矢藤30克，吴茱萸3克，黄连5克，蒲公英、苏梗、白芍药各15克，枳实、青皮、陈皮、厚朴、白豆蔻（后下）各10克，水煎服即可。

02 治疗心绞痛

山楂、厚朴各100克，白芍药150克，葛根10克，甘草5克，共研末，加入鸡矢藤挥发油2毫升，冰片少许混合。每次2克，用黄酒调糊敷脐，3天换药1次。

补脾 后天之本，不老之源

茯苓

别名：茯菟、茯灵、伏苓、松薯、松苓、松木薯。
来源：多孔菌科真菌茯苓的干燥菌核。
性味归经：平，甘、淡。归心、脾、肾经。

《神农本草经》记载茯苓："主胸胁逆气，忧恚惊邪恐悸，心下结痛，寒热烦满，咳逆，口焦舌干，利小便。"

传统功用

1.利水渗湿：用于脾虚湿停、水肿胀满、小便不利、痰饮眩悸等。

2.健脾宁心：用于脾胃虚弱、运化失职、食少便溏、健忘失眠等。

用量用法

煎服，9～15克。

药材性状 菌核呈类圆形、椭圆形、扁圆形或不规则团块，大小不一。外皮薄，棕褐色或黑棕色，粗糙，具缢缩纹，有时部分剥落。内部白色略带粉红，由无数菌丝构成。子实体呈伞形，直径0.5～2毫米，口缘略有齿。质坚实，断面颗粒性，有的具裂隙，外层淡棕色，内部白色，少数淡红色，有的中间抱有松根。气微，味淡，嚼之粘牙。

药理作用 利尿；抗胃溃疡；抗肝损伤；抗肿瘤；增强机体免疫力等。

附药

茯苓皮为削下的茯苓外皮，形状大小不一。外面棕褐色至黑褐色，内面白色或淡棕色。质较松软，略具弹性。性能同茯苓。功效利水消肿，应用于行皮肤水湿，多治皮肤水肿。用量为15～30克。

茯神为茯苓菌核中间带有松根的部分。性能同茯苓。功效宁心安神，专治心神不安、惊悸、健忘。用量同茯苓。

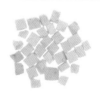

应/用/指/南

01 治疗胃癌

茯苓、龙葵、半边莲各15克，红参、白术、黄芪各9克，诃子肉6克，干姜、丁香、炙甘草各3克，水煎服，每日1剂。

02 治疗白血病

茯苓、喜树根皮各15克，白花丹、白花蛇舌草、马鞭草、葵树子各9克，用水煎服。能使症状缓解，延长生存期，宜于急性白血病各型。

03 治疗虚烦不眠

茯苓9克，酸枣仁15克，知母6克，川芎4.5克，甘草3克，水煎服。

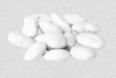

扁豆

别名：南扁豆、峨眉豆、羊眼豆、膨皮豆、小刀豆、树豆、藤豆。

来源：豆科植物扁豆的干燥成熟种子。

性味归经：微温，甘。归脾、胃经。

《本草纲目》这样记载白扁豆："止泻痢，消暑，暖脾胃，除湿热，止消渴。"

传统功用

1.健脾化湿：用于脾虚兼湿、食少便溏、湿浊下注、妇女带下过多等。

2.消暑：用于暑湿伤中、吐泻转筋等。

用量用法

煎服，10～15克。

药材性状 种子扁椭圆形或扁卵形，长0.8～1.3厘米，宽6～9毫米，厚约7毫米。表面淡黄白色或淡黄色，平滑，稍有光泽，有的可见棕褐色斑点，一侧边缘有隆起的白色半月形种阜，长7～10毫米，剥去后可见凹陷的种脐，紧接种阜的一端有珠孔，另端有种脊。质坚硬，种皮薄而脆，子叶2片，肥厚，黄白色。气微，味淡，嚼之有豆腥气。

药理作用 增强机体免疫功能；抗菌，抗病毒。

注意事项 不宜多食，以免壅气滞脾。

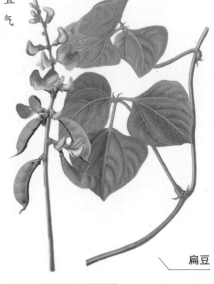

扁豆

附药 扁豆衣为扁豆的种皮，乳白色或淡黄白色，性味功用与扁豆相似。健脾、化湿。主要用于脾虚泄泻、脚气水肿等病症。

 应/用/指/南

01 治疗脾胃虚弱

人参、砂仁各3克，白术、茯苓、扁豆、薏苡仁各12克，山药、陈皮各10克，甘草6克，共煎水服。

02 治疗呕吐腹泻

扁豆50克，粳米100克，共煮成粥食用。

03 治疗胃痛

扁豆、厚朴、玫瑰花、绿萼梅、佛手柑、白芍药、甘草适量，水煎服。

04 治疗中暑

扁豆、黄豆各30克，绿豆100克。将三豆加水煮烂后，取浓汁加入白糖或其他调料饮用。

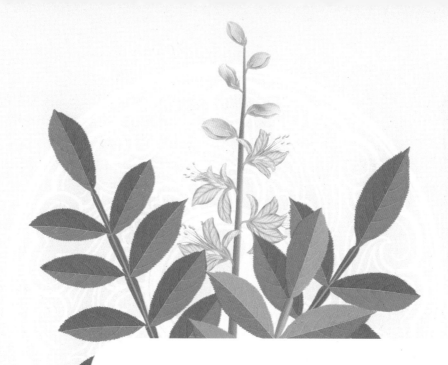

第四章

气血经络一团糟，
你怎么可能变美？

气血亏虚会让女性容颜尽失，
运用本草补益气血，才能使美颜永驻。

蜂蜜

别名：石蜜、石饴、食蜜、蜜、白蜜、白沙蜜、蜜糖、沙蜜。

来源：蜜蜂科昆虫中华蜜蜂或意大利蜂所酿的蜜。

性味归经：平，甘。归肺、脾、大肠经。

《本草纲目》记载蜂蜜："和营卫，润脏腑，通三焦，调脾胃。"

传统功用

1.补中缓急：用于脾胃虚弱、脘腹作痛、倦怠食少等。

2.润肺止咳：用于肺燥干咳无痰，或痰少而黏、咽干口燥及肺虚久咳等。

3.润肠通便：用于体虚津枯、肠燥便秘等。可单用本品或制成栓剂使用。

4.解毒：外敷可治疗疮疡肿痛、水火烫伤等。内服可解乌头、附子引起的中毒。

用量用法

煎服或冲服，15～30克；制丸剂、膏剂或栓剂等，随方适量。

药材性状 本品为半透明、带光泽、浓稠的液体，白色至淡黄色或橘黄色至黄褐色，久置或遇冷渐有白色颗粒状结晶析出。气芳香，味极甜。

药理作用 增强机体免疫功能；促进肠蠕动，促进排便；排毒养颜；抗菌；解毒；抗肿瘤；促进生长发育等。

注意事项 本品能助湿，令人中满，且可滑肠，故湿热痰滞、胸闷及大便溏泻者忌用。

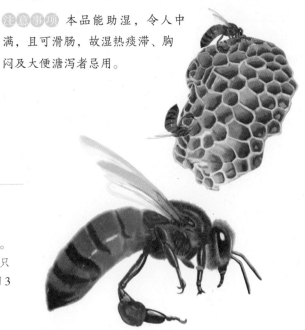

中华蜜蜂

 应/用/指/南

01 治疗咳嗽

生姜1000克（取汁），蜂蜜500克。上两味，以微火煎煮，使姜汁尽，只剩蜂蜜。服如枣大，含1丸，每日3次。禁一切杂食。

02 治胃及十二指肠溃疡

蜂蜜50克，生甘草9克，陈皮6克。水适量，先煎甘草、陈皮，去渣，冲入蜂蜜，每日分3次服。

美肤美颜 气血调和才能容颜如花

芦荟

别名： 卢会、讷会、象胆、奴会、劳伟。

来源： 百合科植物库拉索芦荟、好望角芦荟或其他同属近缘植物叶的汁液浓缩干燥物。

性味归经： 寒，苦。归肝、大肠经。

《全国中草药汇编》记载芦荟："主治肝经实热头晕、头痛、耳鸣、烦躁、便秘。"

传统功用

1.泻热通便：用于热结便秘、目赤头痛、烦躁不眠。还可用于习惯性便秘，属肠胃有热者。

2.清肝：用于肝经实火、惊风抽搐，兼烦躁易怒、耳鸣耳聋、大便秘结者。

3.杀虫疗疳：用于虫积腹痛、小儿疳积、面黄肌瘦。外用可治癣疮。

用量用法

入丸散服，每次1～2克。外用适量。

药材性状 取芦荟鲜叶片的汁液，干燥后即形成不规则的块状，大小不一。老芦荟显黄棕色、红棕色或棕黑色，质坚硬，不易破碎，断面蜡样，无光泽，遇热不易溶化。新芦荟显棕黑色而发绿，有光泽，黏性大，遇热易溶化，质松脆，易破碎，破碎面平滑而具玻璃样光泽，富吸湿性。有特殊臭气，味极苦。

药理作用 泻下；抗菌；抗肿瘤；抗肝损伤；抗胃溃疡；促进烧伤组织上皮细胞生长；调理气血、排毒养颜；降低对皮肤的刺激性等。

注意事项 孕妇及脾胃虚寒者忌用。

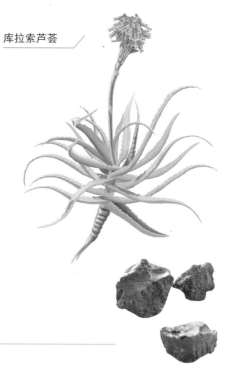

库拉索芦荟

应/用/指/南

01 治疗老年斑

用鲜芦荟汁早晚涂于面部15～20分钟，可使面部皮肤光滑、白嫩、柔软。

02 治疗痤疮

在普通膏剂化妆品中加入芦荟天然汁5%～7%，每日擦患处1～3次。

03 治疗便秘

把洗净的芦荟切成8毫米厚的薄片，放入锅中，加水没过芦荟片即可，用小火煮熟后滤出芦荟片饮用。

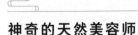

神奇的天然美容师

◆中医认为，芦荟味苦、性寒，可以清心热，解心烦，止渴生津，聪耳明目，消牙肿，解火毒，在美容方面有美白、保湿、祛斑等功效。

在我国古代就有将芦荟作为美容品的记载。《岭南杂记》中就说："叶厚一指，而边有刺，不开花结子，从根发，长香尺余，破其叶，中有膏，妇人涂掌中以泽发代油，……又名罗帏花，如山丹。"在民间，芦荟也早就被作为美容、护发和治疗皮肤疾病的天然药物，它同时具有美白、保湿、防晒、祛斑、排毒、镇静、消炎、杀菌、护发养发、防止断发及促进伤口愈合等全方位功效，被誉为"神奇的天然美容师"。

不过，我们最常用的还是芦荟的保湿功能，市面上的很多保湿护肤品也是以芦荟为主要原料的。这是因为芦荟肥厚的叶片中含有丰富的胶黏液体，这种胶黏液体是天然的保湿剂和防腐剂。用过芦荟的人应该知道，用芦荟叶片的新鲜原汁或者鲜叶本身涂抹在皮肤上，开始会有一种滑腻的感觉，片刻后皮肤就会变得十分细嫩清爽。这是因为芦荟的胶黏液体在皮肤表面形成了一层很薄的透明膜，可以帮助皮肤锁住水分。

用芦荟保湿的方法是：从芦荟植株下部剪下一小块芦荟叶片洗净，将表皮撕

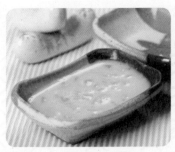
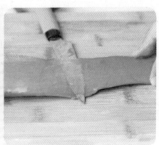

去，然后轻轻将芦荟液汁均匀涂于面部，随用随取。也可以把鲜芦荟叶片搅成汁液后加水稀释，每天用来擦拭面部皮肤。

除此之外，还可以自制芦荟面膜。方法是：取洗净去刺的芦荟50克、洗净的黄瓜1根，分别放入搅拌机中搅碎，用纱布取汁备用。然后将一只鸡蛋打入碗内，加入1小匙芦荟汁、3小匙黄瓜汁、2小匙白砂糖或蜂蜜，充分搅拌均匀。最后加入5小匙面粉或燕麦粉，搅拌成糊状。使用时，将面膜均匀地涂于面部，待15分钟后，用温水洗净即可。此面膜可以保湿补水，滋润面部肌肤。

以上几种方法可以收缩毛孔，滋养和紧致肌肤。另外，芦荟还有淡斑的作用，使用方法是：每天洁面后先将芦荟汁涂抹于面部，轻轻按摩15分钟左右，然后将脸洗净，再涂上乳液或营养霜，坚持一周即有明显的效果。如果脸上冒出了几颗痘痘，可以用芦荟的叶肉敷贴于患部，可以起到消肿化脓的作用。

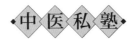

·中医私塾·

　　芦荟可用来食用，但有些禁忌需要注意。芦荟性寒，味苦，体质虚弱者、少年儿童、皮肤敏感者，以及患白内障、心功能障碍、肾功能不好者等都不宜食用。另外，芦荟能使女性骨盆内脏器充血，引起子宫蠕动，孕妇或经期妇女不应服用，否则容易引起腹痛，导致流产或严重出血。

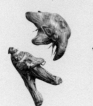

白及

别名：甘根、白根、羊角七、千年棕、君球子、白鸡儿、利知子。

来源：兰科植物白及的干燥块茎。

性味归经：寒，苦、甘、涩。归肺、胃、肝经。

《本草纲目》记载白及：“性涩而收，得秋金之令，故能入肺止血，生肌治疮也。”

传统功用

1.收敛止血：用于肺出血，如咯血，上消化道出血所致之吐血，以及外伤出血等。

2.消肿生肌：用于疮疡初起，或疮痈破溃、久不收口者，还可用于治疗手足皲裂。近年常以本品治疗肺结核咯血、消化道溃疡出血等。

用量用法

煎服，3～10克；研粉吞服1.5～3.0克。大量剂用至30克。外用适量。

药材性状 块茎呈不规则扁圆形或菱形，有2～3分枝似掌状，长1.5～5.0厘米，厚0.5～1.5厘米。表面灰白色或黄白色，有细纹，上面有突起的茎痕，下面有连接另一块茎的痕迹，以茎痕为中心，有数个棕褐色同心环纹，环上残留棕色点状的须根痕。质坚硬，不易折断，断面类白色，半透明，角质样，可见散在的点状维管束。气微，味苦，嚼之有黏性。粗粉遇水即膨胀，有显著黏滑感，水浸液呈胶质样。

药理作用 缩短出血、凝血时间；保护胃黏膜；抗肿瘤；抗菌；美容抗皱等。

注意事项 反乌头。

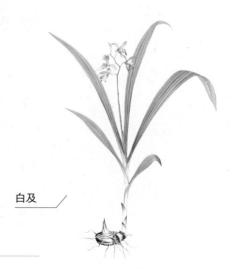

白及

 应/用/指/南

01 治疗肺癌

白及、百合、沙参、生地黄、玉竹、天花粉、制鳖甲（先煎）各15克，麦冬、白术各9克，川贝母4.5克，凤凰衣3枚，水煎服。

02 治疗咯血、上消化道出血

白及5克，研末，用糯米汤或温开水分2次冲服。

03 治疗创伤溃疡

白及、半夏、穿山甲珠、贝母、知母各6克，乳香3克，皂角刺、天花粉各12克，金银花30克，水煎服。

美肤美颜 气血调和才能容颜如花

红花

别名：红蓝花、刺红花、草红花。

来源：菊科植物红花的干燥花。

性味归经：温，辛。归心、肝经。

《本草纲目》记载红花："活血，润燥，止痛，散肿，通经。"

传统功用

活血祛瘀，通经止痛：用于妇女血瘀引起的闭经、痛经、产后瘀阻腹痛及癥瘕积聚等；瘀血所致之头痛、胸痛、脘腹痛及风湿痹证、关节疼痛；外伤瘀肿疼痛、疮痈肿痛及血分瘀热、斑疹暗紫等。

用量用法

煎服，3～10克。

药材性状 为不带子房的管状花，长1～2厘米。表面红黄色或红色，花冠筒细长，先端5裂，裂片呈狭条形，长5～8毫米，雄蕊5，花药聚合成筒状，黄白色，柱头长圆柱形，顶端微分叉。质柔软。气微香，味微苦。

药理作用 兴奋心脏，增加冠状动脉血流量和心肌营养性血流量；抗心肌缺血；扩张血管，降血压，改善微循环；抗凝血；降血脂；养颜；提高耐缺氧能力；兴奋子宫平滑肌；抗炎；镇痛。

注意事项 孕妇忌服。有出血倾向者不宜多用。

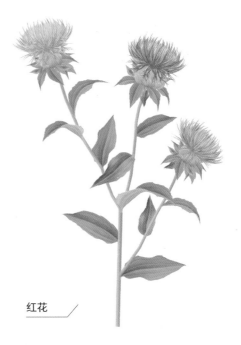

红花

 应/用/指/南

01 治疗痛经

红花、桃仁、当归、白芍药各9克，川芎、熟地黄各12克，水煎服。

02 治疗慢性萎缩性胃炎

红花、桃仁、当归、白芍药各9克，川芎、熟地黄各12克，水煎服。

枸杞子

别名： 枸杞芽子、甜菜子、枸杞果、地骨子、血枸子、枸杞豆、血杞子。

来源： 茄科植物宁夏枸杞的干燥成熟果实。

性味归经： 平，甘。归肝、肾经。

《本草纲目》记载枸杞子：“滋肾，润肺，明目。”

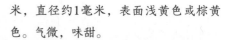

传统功用

1.滋补肝肾，益精明目：用于肝肾阴虚、腰膝酸软、头晕耳鸣、须发早白、遗精等。尤善治阴虚目暗、视物不清。还可用于肾气虚衰、未老先衰等。常配伍补肾药。

2.滋阴润肺：用于阴虚劳嗽等。此外，本品还可用于治疗消渴。

用量用法

煎服，6～12克。

药材性状 果实类纺锤形或椭圆形，略扁，长6～20毫米，直径3～8毫米。表面红色或暗红色，微有光泽，有不规则皱纹，顶端略尖，有小突起状的花柱痕，基部有白色的果柄痕。果皮柔韧，皱缩，果肉肉质，柔润而有黏性，内有种子20～50粒。种子扁肾形，长1.5～2.0毫米，直径约1毫米，表面浅黄色或棕黄色。气微，味甜。

药理作用 调节免疫功能；延缓衰老，美白抗皱；降血脂；抗脂肪肝；升高白细胞；抗肿瘤；抗遗传损伤等。

注意事项 脾虚便溏者不宜服用。

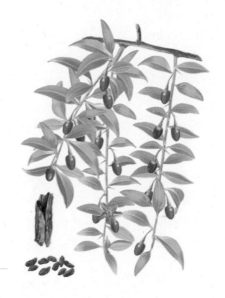

宁夏枸杞

🌿 应/用/指/南

01 治疗肝肾不足之眼痛干涩

枸杞子、熟地黄、山茱萸肉、茯苓、山药、牡丹皮、泽泻、菊花各适量，炼蜜为丸。

02 治疗乳腺癌

枸杞子、熟地黄、贝母各15克，山茱萸、山药、茯苓、炙甘草各9克，半枝莲30克，水煎，分2次服。

03 治疗眩晕目昏、高血压、神经衰弱

枸杞子、山茱萸、山药各12克，茯苓、牡丹皮、泽泻、菊花各9克，熟地黄24克，制为丸，每服9克，每日3次。亦可为汤剂，水煎，分2次服。

传统功用

1.止咳平喘：用于风寒咳喘等。适当配伍，还可用于风热、肺热、寒饮引起的咳喘。

2.润肠通便：用于肠燥便秘等。

用量用法

煎服，3～10克，生品入煎剂宜后下。

药材性状 种子呈扁心脏形，长1.0～1.9厘米，宽0.8～1.5厘米，厚5～8毫米，顶端略尖，基部钝圆，左右不对称。种皮薄，棕色至暗棕色，有不规则的皱纹，尖端稍下侧边缘有一短棱线痕（种脐），基部有一椭圆形点（合点），种脐与合点间有深色的线形痕（种脊）。用温开水浸润后剥去种皮，内有白色子叶2枚，富油性，其尖端可见小型的胚根与胚芽。气微，味苦。

药理作用 镇咳，平喘；抗炎；镇痛；排毒养颜等。

注意事项 有小毒，勿过量服用。婴儿慎用。

山杏

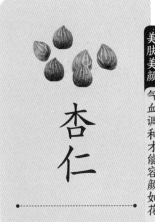

美肤美颜 气血调和才能容颜如花

杏仁

别名： 杏核仁、杏子、木落子、杏梅仁、苦杏仁。

来源： 蔷薇科植物山杏、西伯利亚杏、东北杏或杏的干燥成熟种子。

性味归经： 微温，苦；有小毒。归肺、大肠经。

《本草纲目》记载杏仁："杀虫，治诸疮疥，消肿，去头面诸风气，皶疱。"

 应/用/指/南

01 治疗肺癌

杏仁、北沙参、枇杷叶、黄芪、蒲黄、蜂房、漏芦各9克，石燕、半边莲各30克，水煎服，每日1剂。

02 治疗咳嗽气喘

杏仁、苏子各9克，麻黄、象贝、甘草各6克，水煎服。

03 治疗喉燥失音

杏仁3克，肉桂1克，捣和为泥，含咽其汁。

04 治疗肠燥便秘

杏仁、桃仁、当归、生地黄、火麻仁、枳壳各30克，共研细末，炼蜜和为丸，梧桐子大，每服9克，温开水送服。

05 治疗外阴瘙痒

杏仁90克，炒枯研末，加麻油45克，调成杏仁油糊。先取桑叶煎汤冲洗外阴，后涂擦杏仁油糊，每日1次。亦可用带线棉球蘸杏仁油糊塞入阴道，24小时后换药1次。

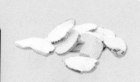

白芷

别名： 芷、芳香、苻篱、泽芬、香白芷。

来源： 伞形科植物白芷或杭白芷的干燥根。

性味归经： 温，辛。归胃、大肠、肺经。

《本草纲目》记载白芷："治鼻渊，鼻衄，齿痛，眉棱骨痛，大肠风秘，小便出血，妇人血风眩晕，翻胃吐食，解砒毒，蛇伤，刀箭金疮。"

传统功用

1.解表散风：用于外感风寒、头痛、鼻塞。

2.通窍止痛：用于阳明头痛、齿痛、鼻渊、风湿痹痛。尤以散阳明经风湿之邪而止头额疼痛见长，且芳香上达，善通鼻窍。

3.燥湿止带：用于带下过多。除阳明经湿邪而燥湿止带。

4.消肿排脓：用于疮痈肿毒以及痈疽初起、红肿热痛等病症。

用量用法

煎服，3～9克；或入丸、散剂。外用，取适量研末撒或调敷。

药材性状 1.白芷 根圆锥形，长7～24厘米，直径1.5～2.0厘米。表面灰黄或黄棕，皮孔样横向突起散生，有支根痕。质硬，皮部有棕色油点，形成层环圆形，棕色。气芳香，味辛、微苦。

2.杭白芷 根圆锥形，长10～20厘米，直径2.0～2.5厘米，上部近方形或类方形。表面灰棕色，有多数皮孔样横向突起，略排成四纵行，顶端有凹陷的茎痕。质坚实较重，断面白色，粉性，皮部密布棕色油点，形成层环棕色，近方形。

药理作用 解热，镇痛，抗炎；祛斑；抑制肠平滑肌蠕动；兴奋子宫平滑肌；有光敏作用；抗病原微生物等。

注意事项 阴虚血热者忌服。

白芷

 应／用／指／南

01 治疗功能性头痛

每日以白芷30克，水煎后分2次服。

02 治疗白癜风

以杭白芷总香豆素制成0.5%及1%的酊剂和软膏，每日中午在患处涂药后，立即或隔10～20分钟加日光照射5～10分钟。

03 治疗跟骨骨刺

用白芷、白芥子、川芎以3：1：1的比例，研末，用醋调成稠膏，外敷患处。

美肤美颜 气血调和才能容颜如花

薄荷

别名： 蕃荷菜、南薄荷、猫儿薄荷、升阳菜、薄苛、夜息花。

来源： 唇形科植物薄荷的干燥地上部分。

性味归经： 凉，辛。归肺、肝经。

《本草纲目》记载薄荷："利咽喉、口齿诸病。治瘰疬，疮疥，风瘙瘾疹。捣汁含漱，去舌苔语涩；挪叶塞鼻，止衄血，涂蜂螫蛇伤。"

传统功用

1.疏散风热：用于风热感冒，或温病初起、邪在卫分、头痛、发热、微恶风寒等症。

2.清利头目，利咽：用于风热上攻之头痛目赤、咽喉肿痛。

3.透疹止痒：用于麻疹不透、风疹瘙痒。

4.疏肝解郁，芳香辟秽：用于肝郁气滞、胸闷胁痛及夏令感受暑湿秽浊、脘腹胀痛、呕吐泄泻等。

用量用法

煎服，3~6克，宜后下。

药材性状 茎方柱形，有对生分枝，长15~40厘米，直径2~4毫米，表面紫棕或淡绿，节间长2~5厘米，叶片皱缩卷曲，完整叶片展平呈披针形、卵状披针形、长圆状披针形至椭圆形，边缘在基部以上疏生粗大的牙齿状锯齿，

侧脉5~6对，上表面深绿色，下表面灰绿色，背面在放大镜下可见凹点状腺鳞。茎上部有腋生的轮伞花序，花萼钟状，先端5齿裂，萼齿狭三角状钻形，微被柔毛，花冠多数存在。揉搓后有特殊清凉香气，味辛凉。

药理作用 促进汗腺分泌；解热，镇痛；兴奋中枢神经系统；消炎，止痛，止痒，祛痘；解除肠道平滑肌痉挛；抗肝损伤，促进胆汁分泌；抗早孕；祛痰；抗病原微生物等。

注意事项 本品芳香辛散，发汗耗气，故体虚多汗者不宜使用。

应/用/指/南

01 治疗口疮

薄荷叶4.5克，黄柏、硼砂各3克，冰片0.15克，共研末擦患处。

02 治疗口臭

丁香、厚朴各1克，薄荷0.5克，金银花1.5克，加水煎成50毫升药液，分数次漱口，每日2~3次。

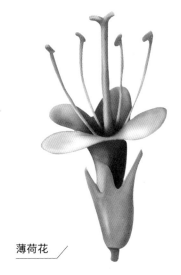

薄荷花

何首乌

别名： 首乌、地精、赤敛、乌肝石、黄花乌根、小独根。

来源： 蓼科植物何首乌的干燥块根。

性味归经： 制首乌微温，甘、涩，归肝、肾经；生首乌平，甘、苦，归心、肝、大肠经。

《本草纲目》记载何首乌："此物气温，味苦涩。苦补肾，温补肝，能收敛精气。所以能养血益肝，固精益肾，健筋骨，乌髭发，为滋补良药。不寒不燥，功在地黄、天门冬诸药之上。"

传统功用

1.制首乌补肝肾益精血：用于肝肾不足、精血亏虚、头晕眼花、腰膝酸软、须发早白。常与补养精血药同用。

2.生首乌解毒，截疟，润肠：用于疮疡、瘰疬、久疟体虚、气血两亏、精血不足、肠燥便秘等。

用量用法

煎服，10～30克。

药材性状 块根纺锤形或团块状，一般略弯曲，长5～15厘米，直径4～10厘米。表面红棕色或红褐色，凹凸不平，有不规则的纵沟和致密皱纹，并有横长皮孔及细根痕。质坚硬，不易折断，切断面淡黄棕色或淡红棕色，粉性，皮部有类圆形的异型维管束作环状排列，中央木部较大，有的呈木心状。气微，味微苦而甘涩。

药理作用 增强机体免疫力；延缓衰老；乌发；抗肝损伤；降血脂，抗动脉粥样硬化；抑菌等。

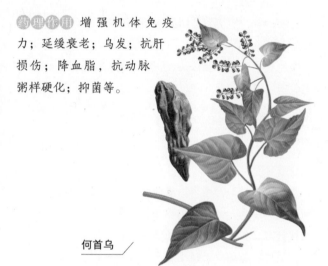

何首乌

应/用/指/南

01 治疗白血病

何首乌15克，半枝莲、板蓝根、天花粉、黄精、石斛、太子参、生地黄、熟地黄各12克，麦冬、白术各9克，水煎服，每日1剂。宜于急性白血病各型，能使症状完全或部分缓解。

02 治疗须发早白、脱发等病症

何首乌、生地黄、侧柏叶、女贞子、墨旱莲、黑芝麻各30克，陈皮15克，大青叶12克，川椒9克，水煎2次，去渣，合并煎液，入黑豆500克，煮至药汁吸尽，取出黑豆晾干，为乌发丸，每次嚼食60粒，每日3次。

03 治疗高脂血症

何首乌片15片，每日分3次服。服药期间，固定饮食习惯，一般服药2～6周可以收效。

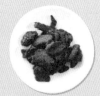

明目乌发 补肝血是关键

肉苁蓉

别名： 苁蓉、大芸、肉松蓉、纵蓉、地精、金笋。

来源： 列当科植物肉苁蓉的干燥带鳞叶的肉质茎。

性味归经： 温，甘、咸。归肾、大肠经。

《玉楸药解》这样记载肉苁蓉："暖腰膝，健骨肉，滋肾肝精血，润肠胃结燥。"

传统功用

1.补肾阳，益精血：用于肾阳不足、精血亏虚、阳痿、不孕以及筋骨无力、小儿五迟等。

2.润肠通便：用于津枯肠燥之便秘。

用量用法

煎服，10~15克。

药材性状 茎肉质，长圆柱形，有时稍扁，略弯曲，长3~15厘米，直径5~15厘米，向上渐细，直径5厘米，有的切成段，上下直径相近。表面灰棕色或棕褐色，有纵沟，密被覆瓦状排列的肉质鳞叶，鳞叶菱形或三角形，宽0.5~1.5厘米，厚约2毫米，尚可见鳞叶脱落后留下的弯月形叶迹。质坚实，不易折断，断面棕色，有淡棕色维管束小点，环列成深波状或锯齿状，木部约占4/5，有时中空。表面和断面在光亮处有时可见结晶样小亮点。气微，味甜、微苦。

药理作用 增强下丘脑—垂体—卵巢促黄体功能；缓泻；增强机体免疫功能；延缓衰老等。

注意事项 阴虚火旺及大便泄泻者忌服。

应/用/指/南

01 治疗老年人便秘

肉苁蓉、当归、干地黄、柏子仁、松子仁、郁李仁、枸杞子、火麻仁、陈皮、甘草各适量，水煎服。

02 治疗阳痿

肉苁蓉、菟丝子、蛇床子、五味子、远志、续断、杜仲各2克。上7味，捣碎，炼蜜和为丸，如梧桐子大，每服5丸。

03 治疗肾虚遗精

肉苁蓉、鹿茸、山药、白茯苓各等份，共为细末，米糊为丸，如梧桐子大，枣汤送服，每服30丸。

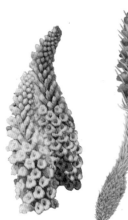
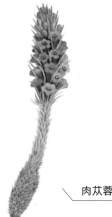

肉苁蓉

让头发黑又亮的四味宝

丁香生姜药膏

丁香生姜药膏可以养发护发，丁香生姜药膏的制作方式是取丁香10克研成细末，生姜10克捣碎，然后将丁香末、生姜碎混合拌均匀。用的时候，将药膏涂抹到发根处，过10分钟洗掉。这种方法不仅可以让头发乌黑发亮，还可以减少白发的生长。

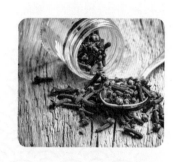

菊花散

清香、幽凉的菊花散由八种药草研制而成，分别是甘菊花，蔓荆子、干柏叶、川芎、桑根、白皮、白芷、细辛、旱莲草。制作方法是将以上药物一起研磨成粗末，使用时取75克，加3大碗水煮沸，煎至2大碗，去渣，用其药汁洗头。

乌发方

即首乌肉苁蓉粥，做法是：取何首乌20克，肉苁蓉、枸杞子各15克，再加适量的糙米，用以上药材及食材熬粥，每天晚上吃一次。这个方子不仅对头发有益，还有美白、延缓衰老的作用。因为何首乌可以增强免疫力、延缓衰老、调节内分泌、润肠通便，它偏重于补血。肉苁蓉也有增强免疫力、延缓衰老、调节内分泌的作用，它偏重于补肾。枸杞子可肝肾同补，还有美白、明目的功效。

抿头方

抿头方是慈禧太后十分喜欢用的方子，制作方法是将菊花、牙皂、薄荷、荆芥穗、香白芷、白僵蚕、藿香叶、零陵香八种中药加水煮沸，晾凉之后，加入冰片制成抿头水。在梳头时，可用梳子沾上抿头水梳理。慈禧在使用了一段时间后，头发的确变得比以前柔软，也有了光泽。慈禧从45岁开始，直到七十多岁一直都使用"抿头方"，不仅脱发得到了根治，直到她七十多岁时，头发仍旧又黑又亮。

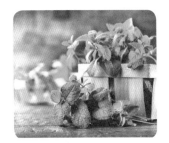

中医私塾

有人觉得每次洗头都会掉很多头发，就把其归结到洗头次数太多上。其实，这些掉落的头发中有很大一部分是在干发的时候就已经脱落了，只不过和其他发丝缠绕在一起没有掉落。洗发时，借助护发素的润滑力量，断落的发丝才一起掉了下来。所以，掉发与洗发次数无关，头发脱落的问题还是要从根源上解决。

珍珠母

别名： 珠牡、珠母、明珠母。

来源： 蚌科动物三角帆蚌、褶纹冠蚌或珍珠贝科动物马氏珍珠贝的贝壳。

性味归经： 寒，咸。归肝、心经。

《饮片新参》记载珍珠母："平肝潜阳，安神魄，定惊痫，消热痞、眼翳。"

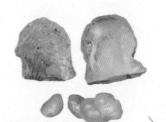

马氏珍珠贝

传统功用

1.平肝潜阳，安神安惊：用于肝阴不足、肝阳上亢之头痛眩晕、耳鸣、烦躁失眠、惊风癫痫等。

2.清肝明目：用于肝火上炎之目赤肿痛、肝虚雀盲、目暗不明等。

3.燥湿收敛：可用于湿疹、湿疮瘙痒等，宜煅后研末外敷。

用量用法

煎服，10～25克，宜打碎先煎。

药材性状　1.三角帆蚌　完整的贝壳略呈不等边四角形。壳面生长轮呈同心环状排列，后背缘向上突起，形成大的三角形帆状后翼，壳内面外套痕明显，前闭壳肌痕呈卵圆形，后闭壳肌痕略呈三角形，左右壳均具2枚拟主齿，左壳具2枚长条形侧齿，右壳具1枚长条形侧齿，具光泽。质坚硬。气微腥，味淡。

2.褶纹冠蚌　完整的贝壳呈不等边三角形。后背缘向上伸展成大型的冠，壳内面外套痕略明显，前闭壳肌痕大，呈楔形，后闭壳肌痕呈不规则卵圆形，在后侧齿下方有与壳面相应的纵肋和凹沟，左右壳均具1枚短而略粗的后侧齿及1枚细弱的前侧齿，均无主齿。

3.马氏珍珠贝　呈斜四方形，后耳大，前耳小，背缘平直，腹缘圆，生长线极细密，片状。闭壳肌痕大，长圆形，具一凸起的长形主齿。

药理作用　镇静，抗惊厥；明目；抗肝损伤；抗溃疡；抗过敏；增强免疫力；延缓衰老；祛斑祛痘等。

应/用/指/南

01 治疗三叉神经痛

取珍珠母20克，羚羊角、钩藤各18克，全蝎6克，蜈蚣3条，僵蚕15克，川芎、天麻各12克，羌活9克，石决明、毛冬青各30克，水煎服。

02 治疗颈椎病

珍珠母、紫丹参、葛根各30克，炮山甲、片姜黄、川芎、白芍药、枸杞子、淫羊藿、防风各10克，三棱、莪术、桂枝各6克，全虫3克，水煎服，每日1剂。

明目乌发 补肝血是关键

决明子

别名： 草决明、羊明、羊角、还瞳子、假绿豆、马蹄子、羊角豆、野青豆、猪屎蓝豆、羊尾豆。

来源： 豆科植物决明或小决明的干燥成熟种子。

性味归经： 微寒，甘、苦、咸。归肝、肾、大肠经。

《神农本草经》记载决明子："主治青盲，目淫肤赤白膜，眼赤痛，泪出。"

传统功用

1.清肝明目：用于肝热目赤、风热目赤及肝肾阴虚、目暗不明等病症。

2.润肠通便：用于肠燥便秘。此外，本品常用于治疗肝阳上亢型高血压。

用量用法

煎服，9～15克。

药材性状 1.决明 呈四棱状短圆柱形，一端钝圆，另一端倾斜并有尖头，长4～6毫米，宽2～3毫米。表面棕绿色或暗棕色，平滑，有光泽，背腹面各有一条凸起的棱线，棱线两侧各有一条从脐点向合点斜向的浅棕色线形凹纹。质坚硬，横切面种皮薄，胚乳灰白色，半透明，胚黄色，两片叶子重叠呈"S"状折曲。气微，味微苦。

2.小决明 种子短圆柱形，长3～5毫米，宽2.0～2.5毫米。棱线两侧各有一条宽广的浅黄棕色带。

药理作用 降血压；泻下；降血脂；抗菌；抗血小板聚集；抗肝损伤；促进胃液分泌等。

注意事项 气虚便溏者不宜应用。

决明

🍵 **应/用/指/南**

01 治疗高脂血症

用决明子50克，水煎服，每日2次。

02 治疗阴道炎

将决明子30克，加水煮沸后熏洗外阴及阴道，每日1次，每次15～20分钟，10日为1个疗程。

03 明目降压

用决明子30克，金银花、杭菊花各15克，冲泡饮用，每日1次。

黑芝麻

明目乌发 补肝血是关键

别名： 胡麻、乌麻、乌麻子、黑脂麻、油麻、巨胜子、小胡麻。

来源： 胡麻科植物脂麻的干燥成熟种子。

性味归经： 平，甘。归肝、肾、大肠经。

《医林纂要·药性》记载黑芝麻："黑色者能滋阴，补肾，利大小肠，缓肝，明目，凉血，解热毒。赤褐者交心肾。"

传统功用

1.补肝肾，益精血：用于肝肾不足、精血亏虚所致的头晕眼花、须发早白等。

2.润燥滑肠：用于血虚精亏之肠燥便秘。

用量用法

煎服，9～15克。

药材性状 种子扁卵圆形，长约3毫米，宽约2毫米。表面黑色，平滑或有网状皱纹。尖端有棕色点状种脐。种皮薄，子叶2枚，白色，富油性。气微，味甘，有油香气。

药理作用 延缓衰老；降血糖等。

注意事项 因本品能润肠，故大便溏泻者忌服。

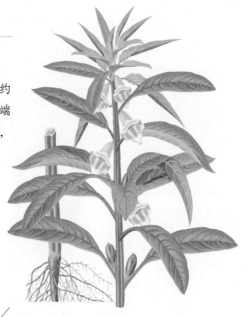

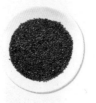

脂麻

应/用/指/南

01 治疗须发早白、脱发

黑芝麻10克，黑木耳5克，白糖30克。将黑木耳用温水泡发2小时，去蒂，撕瓣；黑芝麻炒香。再将黑木耳、黑芝麻放入锅内，加水适量，置中火煎熬1小时，滗汁；再加水煎熬，将两次煎液合并，放白糖即成。

02 治疗心绞痛

黑芝麻、白糖各500克。用水将黑芝麻洗净后晒干，然后置于锅内用小火烤熟，之后把黑芝麻倒到碗里，用木槌把黑芝麻捣碎，加入白糖搅拌均匀。再装入干燥洁净的玻璃瓶中，拧紧瓶盖，置于阴凉干燥处，可长期保存食用。每次3～4勺，每日3次。

明目乌发 补肝血是关键

女贞子

别名： 女贞实、冬青子、白蜡树子。

来源： 木犀科植物女贞的干燥成熟果实。

性味归经： 凉，甘、苦。归肝、肾经。

《本草纲目》记载女贞子："强阴，健腰膝，变白发，明目。"《本草经疏》记载女贞子："凉血、益血。"

传统功用

1.滋补肝肾、乌须：用于肝肾阴虚、腰酸腿软、头晕目眩、须发早白以及阴虚阳亢之耳鸣、头痛、烦躁不眠等。

2.清退虚热：用于肝肾阴虚发热等。

3.明目：用于肝肾阴虚之视力减退、目暗不明等。

用量用法

煎服，6～12克。

药材性状 果实呈卵形、椭圆形或肾形，长6.0～8.5毫米，直径3.5～5.5毫米。表面黑紫色或棕黑色，皱缩不平，基部有果梗痕或具宿萼及短梗，外果皮薄，中果皮稍厚而松软，内果皮木质，黄棕色，有数条纵棱，破开后种子通常一粒，种子椭圆形，一侧扁平或微弯曲，紫黑色，油性。气微，味甘、微苦涩。

药理作用 增强免疫功能；升高白细胞；降低眼内压；抗肝损伤；降血糖；抗炎；抑制变态反应等。

应/用/指/南

01 治疗头晕目眩

女贞子、白芍药、珍珠母各30克，水煎服。

02 治疗肾阴不足之腰膝酸软、须发早白

女贞子末、墨旱莲各等份，先将墨旱莲捣汁熬膏，和女贞子末制为丸，丸重9克，临睡前用酒调服。

03 治疗中心性视网膜炎

女贞子、覆盆子、菟丝子、枸杞子各9克，水煎服。

04 治疗神经衰弱

女贞子、桑葚各15～30克，水煎服。或女贞子、浸米酒各960克，每日酌量服食。

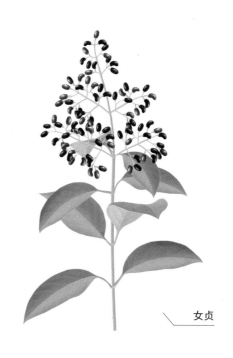

女贞

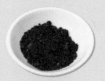

磁石

明目乌发 补肝血是关键

别名： 玄石、磁君、慈石、元武石、铁石、吸铁石、吸针石。

来源： 氧化物类矿物尖晶石族磁铁矿，主含四氧化三铁（Fe_3O_4）。

性味归经： 寒，咸。归心、肝、肾经。

《本草纲目》记载磁石："明目聪耳，止金疮血。"
《本草求原》记载磁石："治瞳神散大及内障。"

传统功用

1.潜阳安神：用于肝阳上亢、头晕目眩、肝阳扰动、烦躁不安、失眠多梦等。

2.聪耳明目：用于肝肾阴虚所致的耳鸣耳聋、目昏等。常配伍养阴明目药。

3.纳气平喘：用于肾虚作喘等，常与补肾药同用。

用量用法

煎服，15～30克，打碎先煎。

药材性状 呈不规则块状，多具棱角，大小不一。铁黑色，条痕黑色，不透明，半金属光泽，表面不光滑，粗糙。体重，质坚硬，难砸碎，断面不平坦。具磁性。有土腥气，无味。

药理作用 镇静，抗惊厥。

注意事项 入丸散不可多服。脾胃虚弱者慎用。

 应/用/指/南

01 治疗颈椎病

磁石（先煎）、葛根、黄芪各30克，川乌（先煎）6克，桂枝、当归、刺蒺藜、狗脊、防风、白芍药、牛蒡子、僵蚕各10克，水煎服。

02 治疗肝肾不足之耳鸣、耳聋

磁石（先煎）30克，熟地黄9克，山茱萸、熟附子、苍耳子各6克，肉桂、羌活、木通、防风、石菖蒲、远志、蔓荆子、川芎、细辛、茯苓、干姜、菊花各3克，米酒1升。将上药研为粗末（磁石捣碎，用清水淘去赤汁），置于容器中，加入米酒，密封，浸泡15日后，过滤去渣即成。口服，每次15～30毫升，每日2次。

03 治疗失眠

磁石（先煎）、酸枣仁、柏子仁各30克，当归、知母各20克，朱砂10克。将上药水煎浴足，每晚睡前1次，每次30分钟，2日1剂。

传统功用

1. 清肝明目：主治肝火内盛、目赤头痛等。
2. 平肝息风：主治肝阳上亢、头晕目眩、高热抽搐等。
3. 清热解毒：用于湿热病、壮热神昏、狂躁不安等。

用量用法

煎服，1～3克，宜单煎2小时以上；磨汁或研粉服，每次0.3～0.6克。

药材性状 角呈长圆锥形，略呈弓形弯曲，长15～33厘米，类白色或黄白色，基部稍呈青灰色。嫩枝透视有"血丝"或紫黑色斑纹，光滑如玉，无裂纹，老枝则有细纵裂纹。除尖端部分外，有10～16个隆起环纹，中部以上多呈半环，间距约2厘米，用手握之，四指正好嵌入凹处。角的基部横截面圆形，直径3～4厘米，内有坚硬质重的角柱，习称"骨塞"，骨塞长占全角的1/2或1/3，表面有突起的纵棱与其外面角鞘内的凹沟紧密嵌合，从横断面观，其结合部呈锯齿状。除去骨塞后，角的下半段成空洞，全角呈半透明，对光透视，上半段中央有一条隐约可辨的细孔道直通角尖，习称"通天眼"。质坚硬。气微，味淡。

药理作用 镇静；抗惊厥；解热；镇痛；降血压；增强心肌收缩力；耐缺氧。

注意事项 本品性寒，脾虚慢惊者忌用。

羚羊角

明目乌发 补肝血是关键

别名： 高鼻羚羊角、羚羊、羚角。

来源： 本品为牛科动物赛加羚羊的角。

性味归经： 寒，咸。归肝、心经。

《本草纲目》记载羚羊角："平肝舒筋，定风安魂，散血下气，辟恶解毒，治子痫痉疾。"

 应/用/指/南

01 治疗预防中风

羚羊角50克，水牛角浓缩粉30克，羌活（去芦头）、防风（去叉）各75克，薏苡仁（炒）、秦艽（洗）各100克。上药共研细末，炼蜜为丸。每服20丸，煎竹叶汤下，渐加至30丸。

02 治疗高血压

羚羊角、钩藤、毛冬青、红丹参、夏枯草、草决明、怀牛膝、葛根、杭白菊、珍珠母、槐花等适量，组成丸剂，每次10克，每日3次口服，连续服药8周。

03 治疗白内障

羚羊角粉、泽泻、蒺藜、菟丝子各25克（酒浸3日，曝干，捣为末），甘菊花50克。上药共捣，粗罗为散，每服15克，以水1中盏，煎至6分，去渣，不计时候，温服。

葛根

别名： 干葛、甘葛、葛麻茹、黄葛根、葛子根、葛条根。

来源： 豆科植物野葛或甘葛藤的干燥根。

性味归经： 凉，甘、辛。归脾、胃经。

《本草纲目》记载葛根："散郁火。"《神农本草经》记载葛根："主消渴，身大热，呕吐，诸痹，起阴气，解诸毒。"《名医别录》记载葛根："疗伤寒中风头痛，解肌发表出汗，开腠理，疗金疮，止胁风痛。"

传统功用

1.解肌退热：用于外感表证、邪郁化热、发热重、恶寒轻、头痛鼻干、口微渴、苔薄黄等症。

2.透发麻疹：用于麻疹不透。

3.生津止渴：用于热病口渴、阴虚消渴。

4.升阳止泻：用于热泻热痢、脾虚泄泻。此外，有明显降压功效，临床用于治高血压颈项强痛。

用量用法

煎服，9～15克。

药材性状 1.野葛 完整的根多呈圆柱形。表面褐色，具纵纹，可见横向皮孔和不规则的须根痕。质坚实，断面粗糙，淡黄褐色，隐约可见1～3层同心环层。气微，味微甜。

2.甘葛藤 呈圆柱形、类纺锤形或半圆柱形，大小不一。质坚硬而重，纤维性较弱，富粉性。气微，味微甜。

药理作用 解热；抗心肌缺血，抗心律失常；扩张血管，改善微循环，降血压；β受体阻断作用；抗血小板聚集；降血糖；降血脂；减肥；抗肿瘤；抗氧化等。

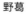

野葛

 应/用/指/南

01 治疗冠心病

葛根素4～5毫升，用生理盐水稀释至50毫升静脉注射，约4小时后再将4～5毫升葛根素，加入5%葡萄糖500毫升内，白天12小时维持静滴，每日1次，具体遵医嘱。

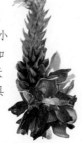

02 治疗突发性耳聋

葛根片（相当于生药1.5克）口服，每日3次，每次1～3片；或针剂肌内注射，每日2次，一般治疗1～2个月。

03 治疗偏头痛

葛根片（每片含葛根素100毫克）口服，成人每次5片，小儿2～4片，每日3次，连服2个月以上。

传统功用

1.舒筋活络：用于风湿痹证、手足麻木、腰膝疼痛、筋骨无力等。

2.化湿和胃：用于湿浊伤中、吐泻转筋，脚气肿痛、冲心烦闷等。此外，还可用于胃津不足、口干口渴、食少纳呆之证。

用量用法

煎服，6~9克。

药材性状 果实多呈纵剖成对半的长圆形，长4~9厘米，宽2~5厘米，厚1.0~2.5厘米。外表面紫红色或红棕色，有不规则的深纹，剖面边缘向内卷曲，果肉红棕色，中心部分凹陷，棕黄色。种子扁长三角形，多脱落。质坚硬。气微清香，味酸。

药理作用 抗肝损伤；抗菌等。

注意事项 胃酸过多者慎用。

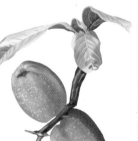

木瓜

丰胸美体　经络通了，形体就美了

别名：木瓜实、铁脚梨等。

来源：蔷薇科植物贴梗海棠的干燥成熟的果实。

性味归经：温，酸。归肝、脾经。

《名医别录》记载木瓜："主湿痹邪气，霍乱大吐下，转筋不止。"《本草纲目》记载木瓜："治脚气冲心，取嫩者一颗，去子煎服佳。强筋骨，下冷气，止呕逆，心膈痰唾，消食，止水利后渴不止，作饮服之。"

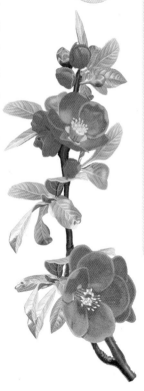

贴梗海棠

 应/用/指/南

01 预防乳腺癌

木瓜、生地黄、白术、当归、赤芍药、茯苓各6克，黄芪、川芎、人参、柴胡、青皮各3克，水煎服。

02 治疗直肠癌

木瓜、瞿麦根各30克，制成浸膏，每次服15克，每日2次，温开水送服。可使大便脓血消失，肿瘤逐渐缩小。

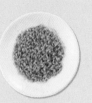

麦芽

别名： 大麦、麦、大麦毛、大麦芽。

来源： 禾本科植物大麦的成熟果实经发芽干燥而得。

性味归经： 平，甘。归脾、胃、肝经。

《本草纲目》记载麦芽："消化一切米、面、诸果食积。"《药性论》记载麦芽："消化宿食，破冷气，去心腹胀满。"

传统功用

1. 消食和中：用于饮食积滞不消、食少纳呆脘胀、脾胃虚弱、消化力差、纳谷不香等。

2. 疏肝回乳：用于妇女断奶、乳汁郁积引起的乳房胀痛等。此外，还可用于肝郁气滞或肝胃不和等。炒麦芽行气，消食，回乳，用于食积不消、妇女断乳。焦谷芽消食化滞，用于食积不消、脘腹胀痛。

用量用法

煎服，10～15克；回乳时，炒用60克。

药材性状 全草被白色茸毛。根须状，长5～10厘米。茎圆柱形，多分枝，直径2～7毫米，表面灰绿色或稍带紫，有纵棱，质脆，易折断，断面黄白色，中央为白色疏松的髓部，有时中空。叶对生，多卷缩或破碎，墨绿色，完整叶片展平后呈披针形，长3～10厘米，宽0.5～2.5厘米，全缘或稍有细锯齿，近无柄。头状花序单生于枝端，直径6～11毫米，总花梗细长，总苞片5～6，黄绿色或棕褐色，花冠多脱落。瘦果扁椭圆形，棕色，表面有小瘤状突起。气微，味微咸。

药理作用 促进消化；降血糖；小剂量催乳，大剂量抑乳等。

注意事项 哺乳期不宜服用。

大麦

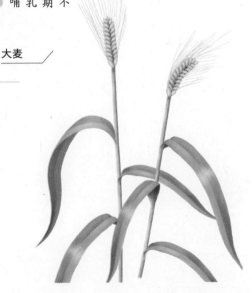

 应/用/指/南

01 治疗胀满

麦芽120克，神曲60克，白术、橘皮各30克，共研细末，制丸如梧桐子大，用参汤送服30～50丸。

02 治疗产后腹中鼓胀

麦芽60克，研为细末，和酒服食。

03 治疗产后发热、乳汁不通

麦芽60克，炒熟，研细末，清汤调下，分4次服用。

活血调经 月经规律气色才好

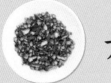

丹参

别名：赤参、奔马草、山参、紫丹参、红根、活血根、血参根、红丹参。

来源：唇形科植物丹参的干燥根及根茎。

性味归经：微寒，苦。归心、心包、肝经。

《本草纲目》记载丹参："活血，通心包络，治疝痛。"

传统功用

1.活血祛瘀：用于血滞诸痛，如妇女月经不调、痛经；瘀血阻滞胸痹；肝郁血滞胁痛、外伤瘀肿疼痛；热痹、关节红肿疼痛等。

2.凉血消痈：用于热入营血、高热谵语、烦躁不安、舌绛发斑等；热毒疮疖及乳痈肿痛。

3.清心除烦：用于心悸怔忡、烦热失眠等。现代多用于治疗冠心病及肝脾肿大，具有缓解心绞痛、缩小肝脾等作用。

用量用法

煎服，9～15克。

药材性状 根茎粗大，根一至数条，砖红色或红棕色，长圆柱形，直或弯曲，有时有分枝和根须，长10～20厘米，直径0.2～1.0厘米。表面具纵纹及须根痕，老根栓皮灰褐色或棕褐色，常呈鳞片状脱落，露出红棕色新栓皮，有时皮部裂开，显出白色的木部。质坚硬，易折断，断面不平坦，角质样或纤维性。形成层环明显，木部黄白色，导管放射状排列。

药理作用 强心；扩张血管，降血压；抑制血栓形成；改善微循环；降血脂；抗动脉粥样硬化；促进组织的修复与再生；抗肝损伤；抑菌，抗炎等。

注意事项 反藜芦。孕妇慎用。

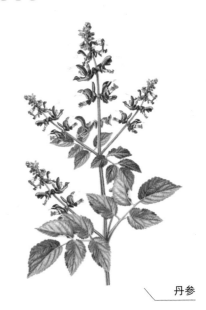

丹参

应用/指南

01 治疗高脂血症

丹参9克，山楂、延胡索各6克，水煎服。

02 治疗早期肝硬化

丹参、鳖甲各12克，生地黄、制大黄、党参、黄芪各9克，土鳖虫、桃仁各6克，水煎服。能缓解症状，改善肝功能。

03 治疗心律失常

丹参9克，檀香、砂仁各3克，水煎服。

别名：桃核仁、山桃仁、毛桃仁。

来源：蔷薇科植物桃或山桃的干燥成熟种子。

性味归经：平，苦、甘；有小毒。归心、肝、大肠经。

桃仁

《本草纲目》记载桃仁："主血滞风痹，骨蒸，肝疟寒热，鬼疰疼痛，产后血病。"

传统功用

1.活血祛瘀：用于血瘀诸证及内痈。如妇女血分瘀滞所致之闭经、痛经、产后瘀阻腹痛、癥瘕及外伤瘀肿疼痛等；肺痈咳吐脓血，肠痈腹痛等，常与清热凉血解毒药配伍应用。

2.润肠通便：用于津伤肠燥、大便秘结等。此外，还用于治疗痰咳气喘等。

药理作用 抗凝血，抑制血栓形成；改善微循环，增加血流量；抗炎；抗过敏；镇痛等。

注意事项 本品有毒，不可过量服用。孕妇忌服。便溏者慎用。

用量用法

煎服，5~10克。

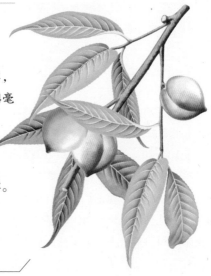

桃

药材性状 种子呈扁椭圆形，顶端具尖，中部略膨大，基部钝圆而偏斜，边缘较薄，长1.2~1.8厘米，宽0.8~1.2厘米，厚2~4毫米。表面红棕色或黄棕色，有细小颗粒状突起，尖端一侧有一棱线状种脐，基部有合点，并自该处分散出多数棕色维管束脉纹，形成布满种皮的纵向凹纹，种皮薄。子叶肥大，富油质。气微，味微苦。

 应/用/指/南

01 治疗便秘

桃仁、当归、杏仁各9克，枳壳6克，生地黄、火麻仁各12克，水煎服。

02 治疗哮喘

桃仁、杏仁、白胡椒各6克，生糯米10粒，研为细末，用鸡蛋调匀，外敷双脚心和手心。

传统功用

1.活血散瘀：用于血滞痛经、闭经；产后瘀阻腹痛；外伤瘀肿，疮痈肿毒等。

2.利水消肿：用于产后水肿、小便不利等。

用量用法

煎服，10～15克。

药材性状 茎呈方柱形，四面均有浅纵沟，长50～100厘米，直径2～5毫米，表面黄绿色或稍带紫色，节明显，节间长2～11厘米，质脆，易折断，髓部中空。叶对生，多皱缩，展平后呈披针形或长圆形，边缘有锯齿，上表面黑绿色，下表面灰绿色，有棕色腺点。花簇生于叶腋成轮状，花冠多脱落，苞片及花萼宿存。气微，味淡。

药理作用 促进微循环；改善血液流变学；抗凝血；增强心肌收缩力等。

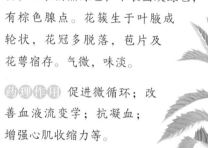

毛叶地瓜儿苗

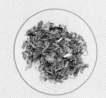

活血调经 月经规律气色才好

泽兰

别名：虎兰、地瓜儿苗、红梗草、蛇王菊、接古草、草泽兰。

来源：唇形科植物毛叶地瓜儿苗的干燥地上部分。

性味归经：微温，苦、辛。归肝、脾经。

《本草纲目》记载泽兰："泽兰走血分，故能治水肿，涂痈毒，破淤血，消癥瘕，而为妇人要药。"

 应/用/指/南

01 治疗肝癌

泽兰、三棱、莪术、当归各9克，平地木、丹参各15克，猫人参、半边莲各30克，老鸦柿根60克，水煎服，每日1剂。能使肝区瘀痛明显减轻，体征消失，肿块逐渐软缩。

02 治疗痛经

泽兰、当归、生地黄各6克，白芍药3克，甘草4.5克，生姜9克，大枣10枚，水煎，分3次服用。

03 治疗肝硬化腹水

泽兰、防己各9克，葶苈子、椒目、大黄各6克，水煎，每日1剂，分3次服。

怀牛膝

别名： 脚斯蹬、铁牛膝、怀膝、土牛膝、红牛膝、牛磕膝、接骨丹。

来源： 苋科植物牛膝的干燥根。

性味归经： 性平，味苦、甘、酸。归肝、肾经。

《本草纲目》记载怀牛膝："治久疟寒热，五淋尿血，茎中痛，下痢，喉痹，口疮，齿痛，痈肿恶疮，伤折。"

传统功用

1.活血通经：用于妇女血分瘀滞、痛经、闭经、产后瘀阻腹痛、难产等。

2.引血下行：主治血热上逆引起的吐血、鼻衄；虚火上炎所致之口舌生疮、咽肿牙痛；肝肾阴虚、肝阳上亢之眩晕头痛等。

3.利尿通淋：用于湿热下注、热淋、血淋。

4.补肝肾，强筋骨：用于肝肾不足、腰膝酸痛、筋骨无力以及湿热痹证。

用量用法

煎服，6~15克。

药材性状 根呈细长圆柱形，有的稍弯曲，上端稍粗，下端较细，长15~50厘米，直径0.4~1.0厘米。表面灰黄色或浅棕色，具细微纵纹，有细小横长皮孔及稀疏的细根痕。质硬而脆，易折断，断面平坦，黄棕色，微呈角质样，中心维管束木部较大，黄白色，外围散有多数点状维管束，排列成2~4轮。气微，味微甜而稍苦、涩。

药理作用 镇痛；抗炎；提高机体免疫力；延缓衰老；抑制心肌收缩力；扩张血管，降血压；促进胆汁分泌；兴奋子宫平滑肌；抗生育；降血糖；降血脂等。

注意事项 孕妇及月经过多者忌用。

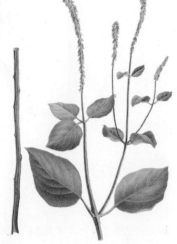

牛膝

 应/用/指/南

01 治疗骨质疏松症

怀牛膝、黄芪、当归、桂枝、炒白芍药、炙甘草、苍术、枳实、茯苓、薏苡仁、骨碎补、伸筋草各适量，水煎服。

02 治疗类风湿

怀牛膝、桃仁、红花、当归、秦艽、制半夏、茯苓、枳壳各12克，川芎、地龙、制南星15克，水煎服。

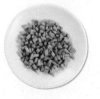

传统功用

1.活血补血：用于月经不调、经行不畅、痛经、闭经等。
2.舒筋活络：用于风湿痹痛、关节酸痛、手足麻木、肢体瘫痪等。

用量用法

煎服，10～30克。

药材性状 藤茎呈扁圆柱形，稍弯曲，直径2～7厘米。表面灰棕色，有时可见灰白色斑，栓皮脱落处显红棕色，有明显的纵沟及小形点状皮孔。质坚硬，难折断，折断面呈不整齐的裂片状。血藤片为椭圆形、长矩圆形或不规则的斜切片，厚3～10毫米。切面木部红棕色或棕色，导管孔多数，不规则排列，韧皮部有树脂状分泌物，呈红棕色至黑棕色，并与木部相间排列成3～10个偏心性半圆形或圆形环。髓小，偏于一侧。气微，味涩。

药理作用 扩张血管；抑制血小板聚集；抗炎等。

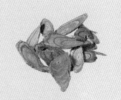

活血调经 月经规律气色才好

鸡血藤

别名：血风藤、大血藤、血龙藤。

来源：豆科植物密花豆的干燥藤茎。

性味归经：温，苦、微甘。归肝、肾经。

《广西本草选编》记载鸡血藤："活血补血，通经活络。"

密花豆

 应/用/指/南

01 治疗贫血

鸡血藤30克，鸡蛋2个。将鸡血藤、鸡蛋加清水2碗同煮，蛋熟后去壳再煮片刻，煮成1碗后，加白砂糖少许调味。每日2次，饮汤，食鸡蛋。

02 治疗风寒湿痹

鸡血藤250克，白酒1升。将上药置于净瓶中，注入白酒，密封，浸泡7日后，即可服用。口服，每次空腹温服15～30毫升，每日2次。

03 治疗经行身痛

鸡血藤、白芍药、山茱萸、黄芪、当归适量，水煎服。

04 治疗类风湿关节炎

鸡血藤、黄芪、菟丝子各30克，人参、白术、当归、仙茅、仙灵脾、白芍药、威灵仙、防己、桂枝、炙甘草、生姜各10克，大枣5枚，水煎服。

王不留行

别名： 奶米、王不留、麦蓝子、剪金子、留行子。
来源： 石竹科植物麦蓝菜的干燥成熟种子。
性味归经： 平，苦。归肝、胃经。

《本草纲目》记载王不留行："利小便。"

传统功用

1.通经下乳：用于血分瘀滞、闭经、痛经、产后乳汁不下等。

2.利尿通淋：用于诸淋涩痛、小便不利等。

用量用法

煎服，5～10克。外用适量。

药材性状 种子圆球形或近球形，直径1.5～2毫米。表面黑色，少数红棕色，略有光泽，密布细小颗粒状突起。种脐圆点状，下陷，色较浅，种脐的一侧有一带形凹沟，沟内颗粒状突起呈纵行排列。质硬，难破碎。除去种皮后可见白色的胚乳，胚弯曲成环状。子叶2枚。气无，味微涩、苦。

药理作用 抗着床，抗早孕；兴奋子宫平滑肌。

注意事项 孕妇及月经过多者慎用。

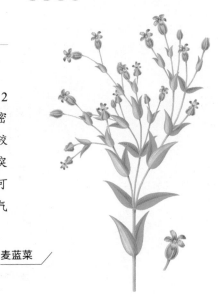

麦蓝菜

 应/用/指/南

01 治疗乳腺癌

王不留行、金银花、猫眼草各30克，紫金锭12克，冰片0.5克。将前三味切碎，水煎3次，合并煎液，制成浸膏干粉，加后两味研匀，每服1.5～3.0克，温开水送服，每日4次。

02 治疗乳汁不下

王不留行、炮山甲、瞿麦穗、麦冬、龙骨各等份，共研为末，每服3克，每日3次，温酒送服。

03 治疗颅内肿瘤

王不留行、赤芍药、昆布各15克，桃仁、红花、白芷、生天南星、蜂房各9克，夏枯草、海藻、石见穿、野菊花、生牡蛎各30克，水煎，分3次服。

04 治疗睾丸肿痛

王不留行12克，穿心莲9克，共研细末，早、晚分服，糖水送服。

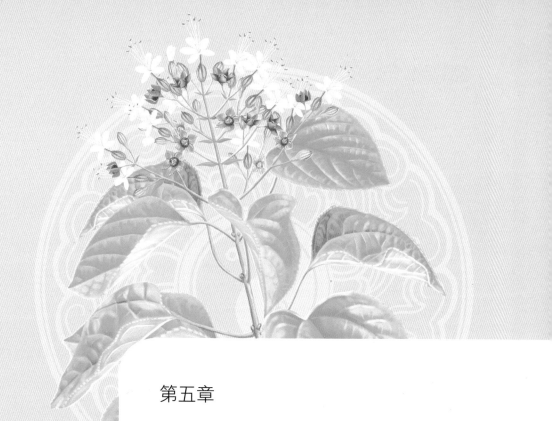

第五章

中药不是慢郎中，
选对经方就能**药到病除**

选用中药时，必须对症下药，
服用时还要注意禁忌，才能收获奇效。

清热解毒 良药苦口有奇效

金银花

别名： 忍冬花、银花、鹭鸶花、双花、二花、金藤花、双苞花、金花、二宝花。

来源： 忍冬科植物忍冬、红腺忍冬、山银花或毛花柱忍冬的干燥花蕾或带初开的花。

性味归经： 寒，甘。归肺、心、胃经。

《滇南本草》记载金银花："清热，解诸疮，痈疽发背，无名肿毒，丹瘤瘰疬。"

传统功用

1.清热解毒，疏散风热：用于风热感冒或温病初起、邪在卫分，热入气分、壮热烦渴或血分实热、高热发斑，热毒疮疖及肺痈、肠痈。

2.凉血止痢：用于热毒血痢等症。

用量用法

煎服，6~15克；或入丸、散；外用研末调敷。

药材性状 1.忍冬 花蕾细棒槌状，上粗下细，略弯曲，长1.3~5.5厘米，上部直径2~3毫米。表面淡黄色或淡黄棕色，密被粗毛或长腺毛。花萼细小，绿色，萼筒类球形，长约1毫米，无毛，先端5裂，萼齿卵状三角形，有毛，花冠筒状，上部稍开裂成二唇形，有时可见开放的花，雄蕊5枚，附于筒壁，雌蕊1枚，有一细长花柱。气清香，味淡、微苦。

2.红腺忍冬 花蕾长1~5厘米，直径0.8~2.0毫米。黄棕或棕色，萼筒无毛，萼齿被毛，花冠外无毛或冠筒有少数倒生微伏毛，无腺毛。

3.山银花 花蕾长1.3~5.0厘米，直径0.5~2.0毫米。红棕或灰棕色，被倒生短粗毛，萼齿与萼筒均密被灰白或淡黄色毛。

药理作用 解热；抗炎，抗病原微生物；抑制机体细胞免疫力；兴奋中枢神经系统；降血脂；祛痘等。

忍冬花

注意事项 脾胃虚寒及气虚疮疡脓清者忌用。

 应/用/指/南

01 多发性疖肿

金银花15克，蒲公英20克，菊花、地丁各10克，甘草6克，水煎服。

02 治疗乳腺炎

金银花45克，鹿角霜15克，王不留行12克，黄酒一杯为引，水煎服。

03 治疗感冒

将金银花、连翘混合磨成粗末，每服18克，清水煎服。

清热解毒的药铺"小神仙"

◆金银花又叫忍冬、银花和双花，性寒、味甘，甘寒清热但不伤胃，芳香透达可以驱邪，不仅可以宣风散热，还可以清热解毒，治疗各种热性病，如身热、发斑、热毒疮痈等。

中医认为金银花入肺经、胃经、心经和大肠经，药用价值很高，被誉为"药铺小神仙"。金银花最常用的功效就是清热解毒。在中医看来，毒和热总是相依相伴的，所以凡是清热的药大多数都具有解毒的功效。

除了清热解毒，金银花还有抗衰、延年的功效，《本草纲目》中说它"久服轻身长年益寿"，名医陶弘景也说"忍冬，煮汁酿酒饮，补虚疗风，此既长年益寿，可常采服"。据说慈禧太后最常用的美容花草就是金银花，每天不仅要冲泡金银花来喝，还要用金银花水洗脸。爱美的女性不妨学习一下慈禧太后，长期坚持能抗衰老。

治疗感冒最常见的药物银翘解毒片，其主要成分就是金银花和连翘，"银"指金银花，"翘"指连翘，金银花和连翘最主要的功效就是清热解毒。所以当感觉浑身发热、口干舌燥、大便干结的时候服用银翘解毒片，治疗效果非常好。

银翘茶的做法是：取连翘、金银花各10克，同时下锅，熬煮5分钟，去渣，剩下的药汤可当茶每日饮用，此款茶是治疗青春痘的最佳饮品。如果患有风热感冒，也可以饮用此茶。

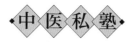

中 医 私 塾

患有慢性咽炎，或者嗓子红肿疼痛的人，可取金银花、麦冬、胖大海和甘草各适量，用开水冲泡后饮用。

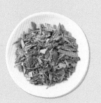

清热解毒 良药苦口有奇效

竹叶

别名: 淡竹叶、苦竹叶。

来源: 禾本科植物淡竹的干燥叶。

性味归经: 寒,甘、辛、淡。归心、胃、小肠经。

《本草纲目》记载竹叶:"煎浓汁,漱齿中出血,洗脱肛不收。"

传统功用

1.清热泻火,除烦:用于心火上炎,口舌生疮、心烦不眠、温热病邪陷心包、神昏谵语,热病伤津、烦热口渴,外感风热、烦热口渴。

2.利尿通淋:用于心火移热于小肠、小便热淋涩痛、实热黄疸等。

用量用法

煎服,6~15克,鲜品15~30克。

药材性状 叶呈狭披针形,长7.5~16.0厘米,宽1~2厘米。先端渐尖,基部钝形,叶柄长5毫米,边缘一侧较平滑,另一侧具小锯齿而粗糙,平行脉,次脉6~8对,小横脉甚显著,叶面深绿色,无毛,背面色较淡。气弱,味淡。

药理作用 升高血糖;抗氧化;提高巨噬细胞吞噬能力等。

注意事项 阴虚火旺、潮热骨蒸者忌用。

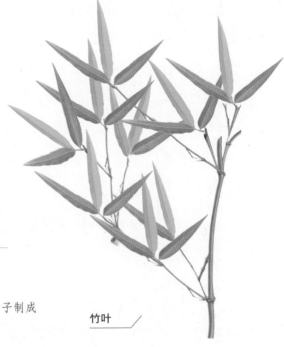

竹叶

 应/用/指/南

01 治疗小便不利

竹叶、生地黄、木通、生草梢、车前子制成导赤散,水煎服。

02 治疗血尿

竹叶、生藕节各50克,生地黄15克,水煎服。

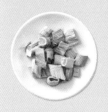

清热解毒 良药苦口有奇效

芦根

别名： 芦芽根、苇根、芦菇根、芦柴根、芦通、苇子根、甜梗子。

来源： 禾本科植物芦苇的新鲜或干燥根茎。

性味归经： 寒，甘。归肺、胃经。

《名医别录》记载芦根："主消渴客热，止小便。"《药性论》记载芦根："能解大热，开胃，治噎哕不止。"

传统功用

1. 清热生津，除烦止呕：用于胃热呕吐、热病津伤、心烦口渴、舌燥少津等。

2. 清肺排脓利尿：用于肺热咳嗽，或风热感冒咳嗽、肺痈吐脓，热结膀胱、热淋涩痛等。

用量用法

煎服，15～30克，鲜品用量加倍，或捣汁用。

药材性状 鲜根茎长圆柱形，有的略扁，长短不一，直径1～2厘米，表面黄白色，有光泽，外皮疏松可剥离，节呈环状，有残根及芽痕，体轻，质韧，不易折断，折断面黄白色，中空，壁厚1～2毫米，有小孔排列成环。气微，味甘。干根茎呈压扁的长圆柱形，表面有光泽，黄白色，节处较硬，红黄色，节间有纵纹。质轻而柔韧。无臭，味甘。

药理作用 增强机体免疫力等。

注意事项 脾胃虚寒者忌服。

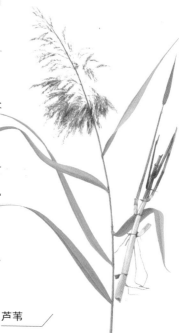

芦苇

 应/用/指/南

01 治疗肺脓疡

用单味干芦根300克，小火煎2次，取汁分3次服完。

02 治疗呕吐

芦根1 500克，切碎，水煮浓汁，频饮。

03 治疗霍乱烦闷

芦根15克，麦冬3克，水煎服。

04 治疗蟹中毒

芦根取汁，多饮，治蟹中毒。

天花粉

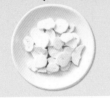

别名：栝楼根、白药、瑞雪、天瓜粉、花粉、屎瓜根。

来源：葫芦科植物栝楼或双边栝楼的干燥根。

性味归经：微寒，甘、微苦。归肺、胃经。

《神农本草经》记载天花粉："主消渴，身热，烦满，大热，补虚安中，续绝伤。"

传统功用

1.清热生津：用于热病津伤、口燥烦渴或内热消渴。

2.清肺润燥：用于燥热伤肺、干咳少痰或咳痰带血。

3.消痈排脓：用于疮痈肿毒及肺痈咳吐脓血。

用量用法

煎服，10～15克。

药材性状 1.栝楼 根呈不规则圆柱形、纺锤形或瓣块状，长8～16厘米，直径1.5～5.5厘米。刮去外皮，表面白色或黄白色，有纵纹、黄色脉纹及略凹陷的横长皮孔痕，有的残存黄棕色外皮。质坚硬，断面白色或淡黄色，富粉性，横切面可见棕黄色导管小孔，略呈放射状排列，纵切面可见黄色条纹状木质部。气微，味微苦。

2.双边栝楼 去皮者表面浅灰黄色至棕黄色，断面淡灰黄色，筋脉较多，粉性稍差。带皮者显灰棕色，有网状皱纹。气无，味苦涩。

药理作用 引产，抗早孕；抗肿瘤；同时具有免疫刺激和免疫抑制作用；抗艾滋病病毒等。

注意事项 反乌头。脾胃虚寒、大便滑泄者及孕妇忌用。

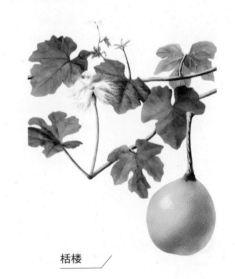

栝楼

应/用/指/南

01 治疗消渴

天花粉去皮，切细，加水泡5日，每日换水。取出捣碎，过滤、澄粉、晒干，每次加水服1勺，每日3次。

02 治疗胃及十二指肠溃疡

天花粉30克，贝母15克，鸡蛋壳10个，研末，每服6克，白开水送服。

03 治疗乳头溃疡

天花粉60克，研末，鸡蛋清调敷。

清热解毒 良药苦口有奇效

鸭跖草

别名： 翠蝴蝶、竹节菜、竹鸡草、竹叶菜、碧蝉花、竹节草、水竹子、露草、帽子花、竹叶兰。

来源： 鸭跖草科植物鸭跖草的干燥地上部分。

性味归经： 寒甘、淡。归肺、胃、小肠经。

《本草纲目》记载鸭跖草："消喉痹。"《日华子本草》记载："和赤小豆煮食，下水气湿痹，利小便。"

传统功用

1.清热泻火解毒：用于温病初起、邪在卫分、热入气分、高热烦渴，疮痈肿毒、咽喉肿痛、毒蛇咬伤等。

2.利水消肿：用于热淋涩痛、小便短赤及水肿有热兼有表证者。

用量用法

煎服，15～30克；鲜品60～90克。

药材性状 全体长约60厘米，茎直径约2毫米，表面黄绿色或黄白色，有纵棱，节稍膨大，节上留有须根，质柔软，断面中间有髓。叶互生，多皱缩、破碎，完整叶片卵状披针形或披针形，平行脉，黄绿色，长3～9厘米，宽1.0～2.5厘米，先端尖，全缘，基部下延成膜质叶鞘。气微，味淡。

药理作用 抗菌。

注意事项 脾胃虚弱者，用量宜少。

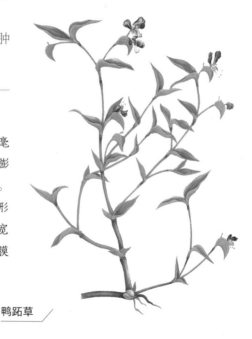

鸭跖草

应/用/指/南

01 治疗小便不利

鸭跖草和赤小豆共煮，服之。

02 治疗流感

鸭跖草60～90克，煎后分2～3次服。

03 治疗麦粒肿

先用生理盐水洗净患处，然后将洗净的一段鲜鸭跖草以一端放在酒精灯上烘烤（保持45°倾斜角），另一端顷刻有水珠泡沫液体沸出，取无菌玻璃杯收取，将之涂于患处。

夏枯草

别名： 夕句、乃东、铁色草、棒槌草、灯笼头、六月干等。

来源： 唇形科植物夏枯草的干燥果穗。

性味归经： 寒，辛、苦。归肝、胆经。

《本草纲目》记载夏枯草："能解内热，缓肝火。"

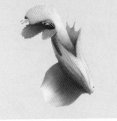

传统功用

1.清肝明目：用于肝火上炎、目赤肿痛、目珠夜痛、眩晕头痛等病症。

2.消肿散结：用于痰火凝结、瘰疬、瘿瘤等病症。

用量用法

煎服，9～15克。

药材性状 果穗呈圆棒状，略压扁，长1.5～8.0厘米，直径0.8～1.4厘米，淡棕色或棕红色，少数基部带有短茎。全穗由4～13轮宿存苞片和花萼组成，每轮有对生苞片2枚，呈横肾形，长约8毫米，宽约1.2厘米，膜质，先端尖尾状，脉纹明显，外有白色粗毛。每一苞片内有花2～3朵，花冠多脱落，残留花冠长约13毫米，宿萼二唇形，上唇3齿裂，下唇2裂，闭合，内有小坚果4枚。果实卵圆形，尖端有白色突起。体轻。气微，味淡。

药理作用 降压；抗炎；抑制机体免疫反应；降血糖；抗菌，抗病毒等。

注意事项 脾胃虚弱者慎用。

夏枯草

 应/用/指/南

01 治疗肺结核

每日用夏枯草60克煎服，或将其水煎后收膏服用。

02 治疗肝炎

用夏枯草60克，大枣30克，加水1.5升，小火煎至300毫升，分3次服。

清热解毒 良药苦口有奇效

石膏

别名：白虎、细石、软石膏、玉大石、冰石。

来源：硫酸盐类矿物硬石膏族石膏，主含含水硫酸钙（$CaSO_4 \cdot 2H_2O$）。

性味归经：大寒，甘、辛。归肺、胃经。

《名医别录》记载石膏："除时气头痛身热，三焦大热，皮肤热，肠胃中膈热，解肌发汗，止消渴烦逆，腹胀暴气，喘息咽热，亦可作浴汤。"

传统功用

1.清热泻火，除烦止渴：用于气分实热，高热口渴；气血两燔，壮热发斑；邪热郁肺，高热喘急；胃火上攻，牙痛，咽肿，头痛较剧等症。

2.收敛生肌：用于湿疮湿疹，疮疡溃而不敛，水火烫伤等。

用量用法

煎服，15～60克。宜打碎先煎。外用生品适量，研末调敷。

药材性状 本品为纤维状集合体。呈长块状、板块状或不规则块状。白色、灰白色或淡黄色，条痕白色，有的半透明，上下两面较平坦，无纹理及光泽，纵面通常呈纵向纤维状纹理，具绢丝样光泽。体重，质软，指甲可刻划成痕。气微，味淡。

药理作用 解热；解渴；增强机体免疫力等。

注意事项 阴虚内热及脾胃虚寒者忌服。

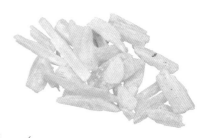

石膏

 应/用/指/南

01 治疗急性腰扭伤

鲜白萝卜与生石膏捣匀，外敷于患处。

02 治疗外感发热

石膏（先煎）120克，麻黄3克，桂枝3克，水煎后多次温服。

03 治疗烧伤

先将创面洗净，拭去污物，剪开水疱，除掉腐皮，再用2～4毫升普鲁卡因液涂布创面，然后将煅石膏粉装入纱布袋内，均匀撒布在创面上，1～2小时后，即可形成石膏痂片。痂片干涸后，不宜过早剥去，以免引起剧痛、出血、感染。

清热解毒 良药苦口有奇效

败酱草

别名：鹿肠、鹿首、马草、泽败、苦菜。

来源：败酱科植物黄花败酱或白花败酱的干燥全草。

性味归经：微寒，辛、苦。归胃、大肠、肝经。

《本草纲目》记载败酱草："善排脓破血。"《名医别录》记载败酱草："除痈肿浮肿结热，风痹不足，产后腹痛。"

1.清热解毒消痈：用于肠痈腹痛、肺痈咳吐脓血、癥瘕积毒等。

2.祛瘀止痛：用于产后瘀阻腹痛。

用量用法

煎服，6～15克。外用适量。

药材性状 1.黄花败酱 全草常折叠成束。根茎圆柱形，弯曲，长5～15厘米，直径2～5毫米，顶端粗达9毫米，表面有栓皮，易脱落，紫棕色或暗棕色，节疏密不等，节上有牙痕及根痕，断面纤维性，中央具棕色"木心"。根长圆锥形或长圆柱形，长达10厘米，直径1～4毫米，表面有纵纹，断面黄白色。茎圆柱形，直径2～8毫米，表面黄绿色或黄棕色，具纵棱及细纹理，有倒生粗毛。茎生叶多卷缩或破碎，两面疏被白毛，完整叶多羽状深裂或全裂，裂片5～11，边缘有锯齿，茎上部叶较小，常3裂。有的枝端有花序或果序，小花黄色。瘦果长椭圆形，无膜质翅状苞片。气特异，味微苦。

2.白花败酱 根茎短，长约10厘米，有的具细长的匍匐茎，断面无棕色"木心"；茎光滑，直径可达1.1厘米；完整叶卵形或长椭圆形，基部具一对小裂片；花白色；苞片膜质，多具2条主脉。

药理作用 抗菌，抗病毒；镇静催眠等。

黄花败酱

 应/用/指/南

01 治疗痢疾

鲜败酱草60克，冰糖15克，开水炖服。

02 治疗阑尾炎

败酱草、地丁、金银花、冬瓜仁、薏苡仁各

15克，牡丹皮、连翘各9克，桃仁、延胡索各6克，水煎，分2次服，每日1剂。

传统功用

1.利尿通淋：用于热淋、石淋，常配软坚消石药同用。

2.利湿退黄：用于湿热黄疸等。

3.清热解毒：用于热毒疮疡及毒蛇咬伤等。

用量用法

煎服，15～60克；鲜品加倍。

药材性状 常缠结成团，无毛或被疏柔毛。茎扭曲，表面棕色或暗棕红色，有纵纹，下部茎节上有时具须根，断面实心。叶对生，多皱缩，展平后呈宽卵形或心形，长1～4厘米，宽1～5厘米，基部微凹，全缘，上表面灰绿色或棕褐色，下表面色较浅，主脉明显突起，用水浸后，对光透视可见黑色或褐色条纹，叶柄长1～4厘米。有的带花，花黄色，单生叶腋，具长梗。蒴果球形。气微，味淡。

药理作用 促进胆汁分泌，促进胆管泥沙状结石排出；抗炎；抑制体液免疫和细胞免疫等。

注意事项 金钱草性寒，脾胃虚寒者不建议长期服用。

清热解毒 良药苦口有奇效

金钱草

别名： 遍地香、低钱儿、铜钱草、透骨风、过墙风、一串钱、十八缺草。

来源： 报春花科植物过路黄的干燥全草。

性味归经： 微寒，甘、淡。归肝、胆、肾、膀胱经。

《本草纲目》记载金钱草："解诸毒，及大便不通，捣汁。疗痈肿，捣涂，并末服，能消毒排脓。"

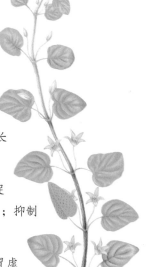

金钱草

 应/用/指/南

01 治疗胆石症

金钱草50克，柴胡15克，大黄、芒硝、延胡索各10克，水煎服，每日早晚各服1次。

02 治疗泌尿系结石

金钱草、海金沙各30克，鸡内金10克，滑石20克，石韦15克，车前子25克，生栀子12克，水煎服，每日1剂，分3次服。

03 治疗慢性胆囊炎

金钱草、虎杖、玉米须、生大黄各适量，制成散剂，每日10～20克，每日3次，开水冲服。用于控制慢性胆管感染。

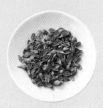

清热解毒 良药苦口有奇效

连翘

别名：旱连子、大翘子、空壳。

来源：木樨科植物连翘的干燥果实。

性味归经：微寒，苦。归肺、心、胆经。

《药性论》记载连翘："主通利五淋，小便不通，除心经客热。"《本草纲目》记载连翘："治伤寒瘀热欲发黄。"

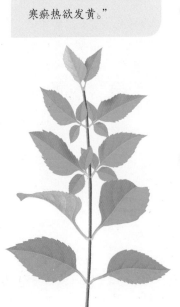

连翘

传统功用

1.清热解毒，疏散风热：用于外感风热或温病初起，热陷心包、高热躁扰、谵语神昏。

2.消肿散结：主治热毒疮疖及瘰疬痰核。

3.清心利尿：用于湿热小便不利或淋漓涩痛。

用量用法

煎服，6～15克；或入丸、散。外用适量。

药材性状 果实长卵形至卵形，稍扁，长1.0～2.5厘米，直径0.5～1.3厘米。"老翘"多自顶端开裂，略向外反曲或裂成两瓣，基部有果柄或其断痕，果瓣外表面棕黄色，有不规则的纵纹及多数突起的淡黄色瘤点，基部瘤点较少，中央有一条纵凹沟。内表面淡棕黄色，平滑，略带光泽，中央有一条纵隔，种子多已脱落，果皮硬脆，断面平坦。"青翘"多不开裂，表面绿褐色，瘤点较少，基部多具果柄，内有种子多数，披针形，微弯曲，长约0.7厘米，宽约0.2厘米，表面呈棕色，一侧有窄翅。

药理作用 抗病原微生物，抗炎；解热；镇吐；抗肝损伤；降血压等。

注意事项 脾胃虚寒及气虚疮疡脓清者不宜用。

应/用/指/南

01 治疗急性肾炎

连翘18克，水煎150毫升，分3次服，饭前服，小儿酌减。

02 治疗睾丸炎

当归、川芎各12克，白芷、防风、红花各9克，连翘15克，乳香、甘草各6克，细辛2.4克，水煎服。

清热解毒 良药苦口有奇效

蒲公英

别名： 蒲公草、仆公英、婆婆丁、黄花地丁、蒲公丁、黄花草。

来源： 菊科植物蒲公英、碱地蒲公英或同属数种植物的干燥全草。

性味归经： 寒，苦、甘。归肝、胃经。

《本草纲目》记载蒲公英："掺牙，乌须发，壮筋骨。""妇人乳痈水肿，煮汁饮，立消。"

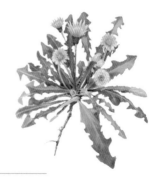

传统功用

1.清热解毒，消痈散结：用于痈肿疔毒、乳痈内阻。

2.利湿通淋：用于热淋涩痛、湿热黄疸。此外，还可治疗肝火上炎引起的目赤肿痛。

用量用法

煎服，9～15克。外用鲜品适量。

药材性状 1.蒲公英 全草呈皱缩卷曲的团块。根呈圆锥状，多弯曲，长3～7厘米。表面棕褐色，抽皱，根头部有棕褐色或黄白色的茸毛。叶基生，多皱缩破碎，完整叶片呈倒披针形，长6～15厘米，宽2.0～3.5厘米，绿褐色或暗灰色，先端尖或钝，边缘倒向浅裂或羽状分裂，裂片牙齿状或三角形，基部渐狭，下延呈柄状，下表面主脉明显，被蛛丝状毛。花茎一至数条，每条顶生头状花序，总苞片多层，花冠黄褐色或淡黄白色。气微，味微苦。

2.碱地蒲公英 叶倒卵状披针形或狭披针形，长约4.8厘米，宽1.2～1.5厘米，常较规则地倒向羽状深裂，裂片3～7对，顶端裂片长戟形，先端尖或钝，基部狭长，几无毛。总苞片3层，外层2面顶端几无小角，内面一层长于外层的2倍。

药理作用 抗病原微生物；抗胃溃疡；抗肿瘤；抗肝损伤等。

注意事项 用量过大，可致缓泻。

蒲公英

应/用/指/南

01 治疗慢性胃炎

蒲公英10克，陈皮6克，砂仁3克，研末，每服0.2～3.0克，饭后开水送服。

02 治疗乳痈

鲜蒲公英12克，鲜凤尾草一把，捣烂，加陈

醋煮沸，尽量饮。

03 治疗急性扁桃体炎

将蒲公英制成片剂或冲剂，或每日用干品120克煎服。

地丁

别名: 箭头草、独行虎、羊角子、地丁草、如意草。

来源: 堇菜科植物地丁的干燥全草。

性味归经: 寒,苦、辛。归心、肝经。

《本草纲目》记载地丁:"主治一切痈疽发背,疔疮瘰疬,无名肿毒,恶疮。"

传统功用

清热解毒,消痈散结:用于痈肿疔毒、乳痈肠痛、丹毒肿痛及蛇毒咬伤。此外,还可治疗肝热目赤肿痛。

用量用法

煎服,15~30克。外用鲜品适量。

药材性状 全草多皱缩成团。主根淡黄棕色,直径1~3毫米,有细纵纹。叶灰绿色,展平后呈披针形或卵状披针形,长4~10厘米,宽1~4厘米,先端钝,基部截形或微心形,边缘具钝锯齿,两面被毛;叶柄有狭翼。花茎纤细,花紫色、淡棕色,花瓣具细管状。气微,味微苦而稍黏。

药理作用 抗病原微生物等。

注意事项 体质虚寒者忌服。

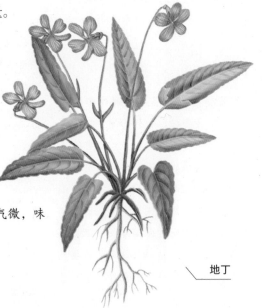

地丁

 应/用/指/南

01 治疗实热肠痛

地丁24克,水煎半碗,饭前服,分2次服。

02 治疗痢疾

地丁、红藤各30克,蚂蚁草60克,黄芩27克,煎服。

03 治疗前列腺炎

地丁、紫参、车前草各15克,海金沙30克,水煎服。

传统功用

清热解毒：用于疔疮痈肿、咽喉肿痛、目赤肿痛、头痛眩晕。此外，还可治疗皮肤瘙痒、湿疹、湿疮。

用量用法

煎服，9～15克。外用鲜品适量。

药材性状 头状花序类球形，直径1.5～2.5厘米，棕黄色。总苞片4～5层，外层苞片卵形或卵状三角形，长2.5～3毫米，外表面中部灰绿色或淡棕色，常被有白毛，边缘膜质，中层苞片卵形，内层苞片长椭圆形。总苞基部有的残留总花梗。舌状花一轮，黄色，皱缩卷曲，展平后，舌片长1.0～1.3厘米，顶端全缘或2～3齿，筒状花多数，深黄色。气芳香，味苦。

药理作用 抗病原微生物；解热；增强吞噬细胞吞噬功能；降血压；抗心肌缺血；抑制血小板聚集等。

注意事项 孕妇及体质寒凉者不宜服用。

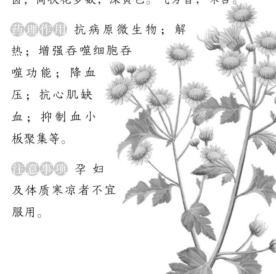

菊花

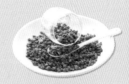

清热解毒　良药苦口有奇效

野菊花

别名：山菊花、千层菊、黄菊花。

来源：菊科植物野菊的干燥头状花序。

性味归经：微寒，苦、辛。归肝、肺经。

《本草纲目》记载野菊花："治痈肿疔毒，瘰疬眼瘜。"又载"调中止泄，破血，妇人腹内宿血宜之。"

 应／用／指／南

01 预防口腔溃疡

野菊花、蒲公英各48克，地丁、连翘、石斛各30克，水煎，每日分3次服。

02 治疗支气管炎

野菊花、金银花各30克，一点红、积雪草、

犁头草、白茅根各15克，水煎服，每日1～2剂。

03 治疗高血压

每日用金银花、野菊花各适量，头晕加桑叶些许，血脂高加山楂一两颗，开水冲泡当茶饮。

穿心莲

清热解毒 良药苦口有奇效

别名：春莲秋柳、一见喜、榄核莲、苦胆草、四方莲、日行千里、苦草。

来源：爵床科植物穿心莲的干燥地上部分。

性味归经：寒，苦。归肺、胃、大肠、小肠经。

《泉州本草》记载穿心莲："清热解毒，消炎退肿。治咽喉炎症，痢疾，高热。"

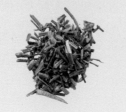

传统功用

1.清热解毒：用于肺热咳嗽、肺痈咳吐脓血，温病初起、发热头痛等病症。

2.燥湿消肿：用于湿热下注淋痛及大肠湿热泻痢、胃火咽喉肿痛等病症。

用量用法

煎服，6～9克。外用适量。

药材性状 茎呈方柱形，多分枝，长50～70厘米，节稍膨大，质脆，易折断。单叶对生，叶柄短或近无柄，叶片皱缩、易碎，完整者展开后呈披针形或卵状披针形，长3～12厘米，宽2～5厘米，先端渐尖，基部楔形下延，全缘或波状，上表面绿色，下表面灰绿色，两面光滑。气微，味极苦。

药理作用 抑菌；解热；抗炎；增强机体免疫力；增强肾上腺皮质功能；抗肝损伤；抗肿瘤；抗生育；抗蛇毒；镇静等。

注意事项 本品苦寒败胃，不宜多服久服，脾胃虚寒者不宜用。煎剂易致呕吐。

 应/用/指/南

01 治疗支气管炎

穿心莲9克，水煎服。

02 治疗感冒

将穿心莲研末，每次0.9克，每日服3次，温水送服。

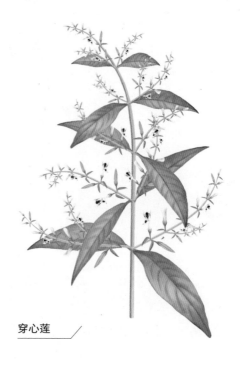

穿心莲

传统功用

清热解毒，凉血利咽：主治外感发热、温病初起及大头瘟、头面红肿、咽喉肿痛等症。

用量用法

煎服，9～15克。

药材性状 根圆柱形，稍扭曲，长10～20厘米，直径0.5～1.0厘米。表面淡灰黄色或淡棕黄色，有纵纹及横生皮孔，并有支根或支根痕，根头略膨大，可见轮状排列的暗绿色或暗棕色叶柄残基、叶柄痕及密集的疣状突起。体实而稍软，折断面略平坦，皮部黄白色，占半径的1/2～3/4，木部黄色。气微，味微甜后苦涩。

药理作用 抗菌，抗病毒；抗内毒素；提高机体免疫力等。

注意事项 脾胃虚寒者忌用。

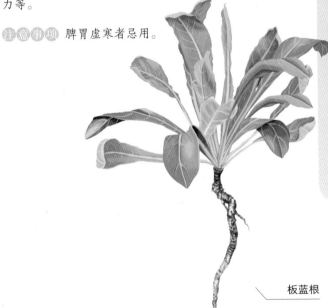

板蓝根

板蓝根

清热解毒　良药苦口有奇效

别名：靛青根、蓝靛根、靛根。

来源：十字花科植物菘蓝的干燥根。

性味归经：寒，苦。归心、胃经。

《本草便读》记载板蓝根："凉血，清热，解毒，辟疫，杀虫。"

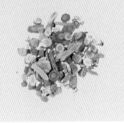

应/用/指/南

01 治疗急性传染性肝炎

板蓝根30克，茵陈50克，栀子9克，水煎服。

02 治疗感冒

板蓝根15克，水煎服。

03 治疗流脑

用板蓝根水煎剂或用其注射液静滴。

04 治疗流行性腮腺炎

板蓝根12克，黄芩、连翘、柴胡、牛蒡子、玄参各9克，黄连、桔梗、陈皮、僵蚕各6克，升麻、甘草各3克，马勃、薄荷（后下）各4.5克，水煎服。

清肺化痰 去燥除湿要注意

天南星

别名：半夏精、南星、蛇芋、蛇木芋、山苞米、蛇包谷、三棒子。

来源：天南星科植物天南星、异叶天南星或东北天南星的干燥块茎。

性味归经：温，苦，辛；有毒。归肺、肝、脾经。

《本草纲目》记载天南星："治惊痫，口眼㖞斜，喉痹，口舌疮糜，结核，解颅。"

传统功用

1.祛风止痉：用于风痰眩晕、中风痰壅、口眼㖞斜、癫痫及破伤风等风痰证。

2.燥湿化痰：用于痰湿壅滞、咳嗽喘满、胸膈胀闷等。此外，生品外用还可治疗痈疽痰核。

用量用法

一般炮制后用，煎服，3~10克。外用生品适量，研末以醋或酒调敷患处。

药材性状 1.天南星 块茎呈扁圆球形，直径2.0~5.5厘米。表面淡黄色至淡棕色，顶端较平，中心茎痕浅凹，四周有叶痕形成的环纹，周围有大的麻点状根痕，但不明显，周边无小侧芽。质坚硬，不易破碎，断面白色，粉性。气微辛，味麻辣。

2.异叶天南星 块茎呈稍扁的圆球形，直径1.5~4.0厘米。表面类白色或淡棕色，较光滑，顶端有凹陷的茎痕，周围有一圈1~3列显著的根痕，周边偶有少数微突起的小侧芽，有时已磨平。

3.东北天南星 块茎呈扁圆形，直径1.5~4厘米。中心茎痕大而稍平坦，呈浅皿状，环纹少，麻点状根痕细，排列不整齐，周围有微突出的小侧芽。

药理作用 祛痰；抗惊厥；镇静，镇痛；抗肿瘤等。

注意事项 阴虚燥痰及孕妇慎用。

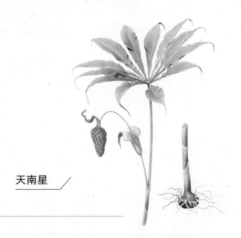

天南星

应/用/指/南

01 治疗新生儿破伤风

天南星、僵蚕、蝉蜕、葛根、金银花、防风、钩藤各6克，全蝎1.5克，蓖麻根15克，水煎服。

02 治疗老年性肺炎

天南星、白芥子各30克，姜汁适量。将天南星、白芥子共研细末，加姜汁调匀成糊状，分别涂布于涌泉穴和中脘穴，待药糊干后即换上新的药糊，每日用3~5次，连续用3~5日。

03 治疗增生性关节炎偏寒湿者

炮天南星、炮川乌、炮草乌、地龙各180克，乳香、没药各66克，水煎取汁外涂患处。

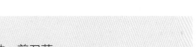

清肺化痰 去燥除湿要注意

白附子

别名：野半夏、野慈姑、剪刀草。

来源：天南星科植物独角莲的干燥块茎。

性味归经：温，辛、甘；有毒。归胃、肝经。

《四川中药志》（1960年版）记载白附子："镇痉止痛，祛风痰。治面部病，中风失音，心痛血痹，偏正头痛，喉痹肿痛，破伤风。"

传统功用

1.燥湿化痰，祛风止痉：用于风痰滞络、口眼喎斜，中风痰盛、偏瘫失语、破伤风、寒湿头痛等。

2.解毒散结：外用可治疗痰核瘰疬、毒蛇咬伤等。

用量用法

煎服，一般炮制后用，3～5克；外用生品适量捣烂，熬膏或研末以酒调敷患处。

药材性状 块茎呈椭圆形或卵圆形，长2～5厘米，直径1～3厘米，顶端残留茎痕或芽痕。表面白色至黄白色，略粗糙，有环纹及点状根痕。质坚硬，难折断，断面白色，粉性。气微，味淡、麻辣刺舌。

药理作用 镇静；抗炎；抑菌；催吐等。

注意事项 阴虚、血虚、动风或热动肝风者及孕妇忌用。生品不宜内服。

附药 关白附为毛茛科植物黄花乌头的干燥子根及母根。味辛、甘，性热，有毒。归胃、肝经。功能祛风痰，定惊痫，散寒止痛。主治中风痰壅、口眼喎斜、癫痫、偏正头痛、风痰眩晕、破伤风、小儿惊风、风湿痹痛、面部疱疮癣，皮肤湿痒。内服：煎汤，1.5～6.0克；或入丸、散。外用：适量，煎汤洗或研末调敷。

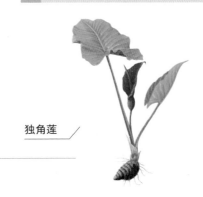

独角莲

应/用/指/南

01 治疗面瘫

白附子、川芎、当归、钩藤、浙贝母、防风各10克，全蝎、羌活、蝉蜕、甘草、地龙各6克，天麻12克，蜈蚣5条。将上药研成细末，每次5克，每日3次，开水冲服。

02 治疗黄褐斑

白附子、白及、白芷各6克，白蔹、白术各4.5克，密佗僧3克，上药共研细末，每次用少许药末放入鸡蛋清调成稀膏，临睡前先用温水浴面，然后将药膏涂于有斑处，晨起洗净。

03 治疗雀斑

将白附子研末，加白蜜调匀，涂纸上。每晚睡前洗净面，贴于患处。

白芥子

别名：芥子、辣菜子。

来源：十字花科草本植物白芥的成熟种子。

性味归经：温，辛。归肝、脾、肺、胃经。

《本草纲目》记载，芥子，利气豁痰，除寒暖中，散肿止痛。治喘嗽反胃，痹木脚气，筋骨腰节诸痛。

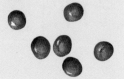

传统功用

1.温肺祛痰：用于寒痰壅滞，咳嗽气喘，痰多清稀；或饮留胸胁，喘满胁痛等。

2.利气散结，通络止痛：用于痰饮之邪流注经络引起的肢体关节疼痛麻木，阴疽流注等。常配伍温阳通滞药。

用量用法

煎服，3～6克，外用适量。

药材性状 种子呈球形，直径1.5～2.5毫米。表面灰白色至淡黄色，光滑，具细微的网纹，有明显的点状种脐。种皮薄而脆，破开后内有白色折叠的子叶，有油性。气微，味辛辣。

药理作用 祛痰；抗真菌等。

注意事项 外敷有发泡刺激黏膜作用，有消化道溃疡、出血者及久咳肺虚、阴虚火旺者忌用。皮肤过敏者忌用。用量不宜过大。

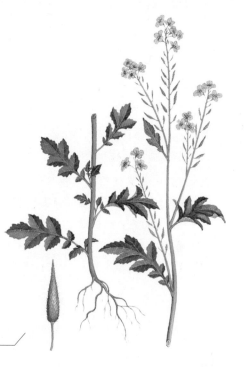

白芥

应/用/指/南

01 治疗食管癌

白芥子、礞石、火硝各30克，硇砂、冰片、沉香各9克，硼砂60克，共研细末，每服1克，每日3次，含咽。可消除肿块。

02 治疗寒痰喘嗽

白芥子、细辛各20克，甘遂、延胡索各12克，共研细末，分3次外用。用时取生姜45克捣汁，调上药末1份为糊，分摊于6块小张油纸，贴两侧肺俞、心俞与膈俞穴，用胶布固定，4～6小时后取下，每10日贴1次，共贴3次，多在夏季三伏天贴用，冬天取效。

传统功用

1.祛痰：用于痰多阻塞、咳嗽胸闷、咳痰不爽等。
2.开窍：用于中风痰迷、关窍闭阻等。

用量用法

研末服，1.0～1.5克，多入丸散用；外用适量，研末吹鼻取嚏或研末调敷患处。入汤剂，1.5～5.0克。

药材性状 果实呈圆柱形略扁，弯曲如眉状，长5～12厘米，宽0.7～1.5厘米，顶端有鸟喙状花柱残基，基部有细长的子房柄。表面紫棕色，被白色蜡质白粉，擦去后有光泽，并有细小的疣状突起及线状或网状的裂纹。质硬而脆，易折断，断面外层棕黄色，中间黄白色，中心较软，有淡绿或淡棕黄色的丝状物与斜向网纹，纵向剥开可见有排列整齐的凹窝，偶有发育不全的种子。气微，有刺激性，味先甜而后辣。

药理作用 祛痰；抗菌；兴奋子宫平滑肌等。

注意事项 内服剂量不宜过大，否则可引起呕吐、腹泻。孕妇、气虚阴亏及有出血倾向者不宜服用。

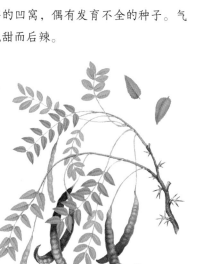

皂荚

猪牙皂

清肺化痰 去燥除湿要注意

别名： 皂荚、鸡栖子、皂角、猪牙皂角、牙皂、乌犀、小皂。

来源： 豆科植物皂荚的干燥不育果实。

性味归经： 温，辛、咸；有小毒。归肺、大肠经。

《本草纲目》记载猪牙皂："通肺及大肠气，治咽喉痹塞，痰气喘咳，风疠疥癣。"

 应/用/指/南

01 治疗食管癌

猪牙皂、制硇砂各15克，乌蛇、栝楼、薏苡仁各500克，全蝎、蜈蚣各120克，共研为细末，压成片，片重0.5克，每服10片，每日3次。

02 治疗痈肿未溃

猪牙皂30克，炮山甲、天花粉、乳香、没药、当归、白芷、赤芍、防风、象贝母、甘草各6克，陈皮、金银花各9克，酒、水各半煎煮，温服。

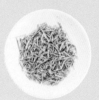

白前

别名： 石蓝、嗽药。

来源： 萝藦科植物柳叶白前或芫花叶白前的干燥根茎及根。

性味归经： 微温，辛、甘。归肺经。

《本草纲目》记载白前："长于降气，肺气壅实而有痰者宜之。"《本草备要》记载白前："降气下痰。"《名医别录》记载白前："主胸胁逆气，咳嗽上气。"

传统功用

祛痰降气止咳：用于肺气壅实、痰多而咳嗽不爽、气逆喘促等。无论偏寒、偏热，随证配伍均可使用。

用量用法

煎服，3~10克。

药材性状 1.柳叶白前　根茎呈细长圆柱形，有分枝，稍弯曲，长4~15厘米，直径1.5~4.0毫米。表面黄白色或黄棕色，节明显，节间长1.5~4.5厘米，顶端有残茎。质脆，断面中空，习称"鹅管白前"。根纤细弯曲，呈毛须状，常盘曲成团。气微，味微甜。

2.芫花叶白前　根茎短小或略呈块状，表面灰绿色或灰黄色，节间长1~2厘米，质较硬。

药理作用 镇咳，祛痰，平喘；抗炎。

注意事项 服用期间禁食辛辣刺激性食物。

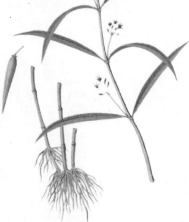

柳叶白前

 应/用/指/南

01 治疗顽固性咳嗽

白前、桔梗、杏仁、荆芥、紫菀、百部、甘草、橘红、蝉蜕、木贼、牛蒡子、鱼腥草、浙贝母、红藤各适量，水煎服。

02 治疗支气管哮喘

白前、川贝母、浙贝母、栝楼、竹沥、胆南星、射干、黄芩、芦根、葶苈子、前胡、杏仁、竹茹、马兜铃各适量，水煎服。

03 治疗感冒后咳嗽

白前、杏仁、半夏、橘红、茯苓、炒苏子、炒莱菔子、紫菀、枇杷叶、焦槟榔各10克，生麻黄、炒白芥子各6克，生甘草3克，水煎服。

竹茹

别名：竹皮、淡竹皮茹、青竹茹、淡竹茹、竹二青、竹子青。

来源：禾本科植物青秆竹、大头典竹或淡竹茎秆的干燥中间层。

性味归经：微寒，甘。归肺、胃经。

《本草纲目》记载竹茹："淡竹茹：治伤寒劳复，小儿热痛，妇人胎动；苦竹茹：水煎服，止尿血。筀竹茹：治劳热。"

传统功用

1.清热化痰，除烦：用于痰热咳嗽、痰黄黏稠、痰火内郁、心烦不眠等。

2.止呕：用于胃热呕吐、痰热呃逆、虚热呕秽等多种吐逆之证。

用量用法

煎服，6～10克。

药材性状 为弯曲成团的不规则丝条或呈长条形薄片状，宽窄厚薄不等。浅绿色或黄绿色，表面粗糙，具纵直纹理。质柔韧，体轻松，有弹性，折断面强纤维性。气微，味淡。

药理作用 抗菌。

注意事项 胃寒呕吐及感寒挟食作吐忌用。

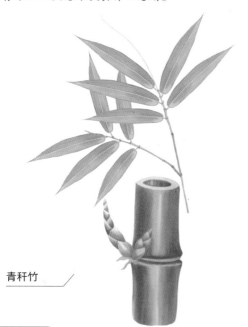

青秆竹

 应/用/指/南

01 治疗妊娠呕吐

竹茹10克，黄芩12克，生姜3片，水煎服。

02 治疗呃逆

竹茹、旋覆花、代赭石、柿蒂、刀豆、半夏适量，水煎服。

03 治疗流产先兆

竹茹（碎断）10克，阿胶20克，黄酒400毫升。将上药用黄酒煮至数十沸，待阿胶溶化，过滤去渣，候冷，备用。口服，每日1剂，分早、中、晚各服1次。有止血安胎之功。

天竺黄

别名： 竹黄、天竹黄、竹膏、竹糖。

来源： 禾本科植物青皮竹或华思劳竹等秆内的分泌液干燥后的块状物。

性味归经： 寒，甘。归心、肝经。

《本草纲目》这样记载天竺黄："竹黄出于大竹之津气结成，其气味功用与竹沥同，而无寒滑之害。"

传统功用

1. 清热化痰：用于痰热内盛、咳痰黄稠、胸闷气喘等。
2. 清心定惊：用于小儿痰热、惊风抽搐、痰热中风、失语偏瘫等。

用量用法

煎服，3～6克。研末冲服，每次0.6～1.0克。

药材性状 呈不规则的片块或颗粒，大小不一。表面灰蓝色、灰黄色或灰白色，偶有洁白半透明或象牙色而略带光泽。质坚脆，易折断，断面灰白色。无臭，味淡，舐之粘舌，置于水中产生气泡，原为象牙色的逐渐变为淡绿色或天蓝色。

药理作用 镇痛；降血压。

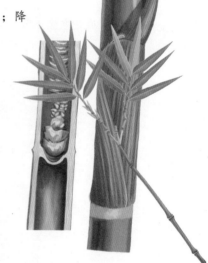

青皮竹

 应/用/指/南

01 治疗癫痫大发作

天竺黄、天麻、姜半夏、茯苓、川贝母、胆南星、橘红各30克，石菖蒲、全蝎、僵蚕、白矾、皂荚、朱砂（另研）各15克，蜈蚣5条。将上药共研为极细末，以姜汁、竹沥各30克，加水稀释后，泛丸为绿豆大，装瓶备用。成人每日服3次，每次6克，小儿酌减。

02 治疗中风

天竺黄、琥珀各24克，何首乌90克，枸杞子、远志、当归、延胡索、柏子仁、浙贝母、鸡血藤、天麻各60克，全蝎、合欢皮、白豆蔻、生石决明、陈皮、百合各75克，冬虫夏草45克，白术95克，三七30克，共研细粉，用生杜仲250克，桑寄生150克，夏枯草210克，水煎2次，取汁打小丸。每次服12克，早、晚各服1次，中午服6克，温开水送服。服药1周，停药1日。

清肺化痰 去燥除湿要注意

胖大海

别名： 安南子、大洞果、胡大海、大发、大海子、通大海。

来源： 梧桐科植物胖大海的干燥成熟种子。

性味归经： 寒，甘。归肺、大肠经。

《全国中草药汇编》记载胖大海："清肺热，利咽喉，清肠通便。治慢性咽炎，热结便秘。"

传统功用

1.清宣肺气，利咽疗哑：用于肺热郁闭、声音嘶哑、咽喉肿痛、痰热咳嗽等。多单用代茶饮，亦常和牛蒡子、桔梗、蝉蜕、甘草等配伍使用。

2.清肠通便：用于热结便秘所致的头痛、目赤、牙痛等。

用量用法

2～4枚，沸水泡服或煎服。

药材性状 种子椭圆形，状如橄榄，长2～3厘米，直径1.1～1.8厘米，两端稍尖。表面黄棕色或棕色，稍有光泽，具不规则的细纹，基部稍尖，有淡色的圆形种脐。种皮外层极薄，质脆，易脱落；中层种皮较厚，黑棕色，为薄壁组织，质松易碎，在水中浸泡后迅速膨胀呈海绵状而使外层种皮破裂，断面可见散在的树脂状小点；内层种皮红棕色，稍草质，可与中层剥离。胚乳肥厚，淡黄色，子叶2片，菲薄，黄色，紧贴于胚乳内方。气微，味淡，嚼之有黏性。

药理作用 增强肠蠕动；降血压；利尿；镇痛等。

注意事项 脾胃虚寒泄泻者慎服。

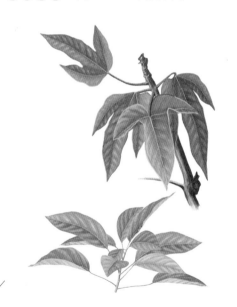

胖大海

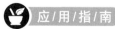 **应/用/指/南**

01 治疗便秘

胖大海3～5枚，常与桔梗、生甘草、蝉蜕、薄荷、金银花、麦冬等配伍应用。轻症可单用泡水饮用，重症常配伍大黄、芒硝等清热利泻药。

02 治疗慢性咽炎

取胖大海3克，抗菊花、生甘草各9克，水煎服。

健脾养胃 理气中和效果好

厚朴

别名：厚皮、重皮、赤朴、烈朴。

来源：木兰科植物厚朴或凹叶厚朴的干燥干皮、根皮及枝皮。

性味归经：温，苦、辛。归脾、胃、肺、大肠经。

《本草纲目》记载厚朴："温中益气，消痰下气，疗霍乱及腹痛胀满，胃中冷逆，胸中呕不止，泻痢淋露，除惊，去留热心烦满，厚肠胃。"

传统功用

1.行气除满：用于食积气滞、脘腹胀满、食少纳呆，热结便秘、痞满胀痛、发热躁扰。

2.燥湿消痰：用于湿阻中焦、气滞不利、痞满呕恶，痰湿阻肺、咳逆喘满。

用量用法

煎服，3～9克。

药材性状 1.干皮呈单卷筒状或双卷筒状，长30～35厘米，厚2～7毫米，习称"筒朴"，近根部的干皮一端展开如喇叭口，习称"靴筒朴"。外表面灰棕色或灰褐色，粗糙，栓皮呈鳞片状，较易剥落，有明显的椭圆形皮孔及纵纹，刮去栓皮者显黄棕色，内表面紫棕色或深紫褐色，具细密纵纹，

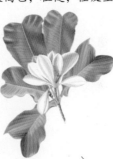

划之显油痕。质坚硬，不易折断。断面颗粒性，外层灰棕色，内层紫褐色或棕色，有油性，有的可见多数小亮星。气香，味辛辣、微苦。

2.根皮单筒状或不规则块片，有的弯曲似"鸡肠"，习称"鸡肠朴"。表面灰棕色，辟破处呈纤维状。质硬，易折断。嚼之残渣较多，余同干皮。

3.枝皮薄呈单筒状。表面灰棕色，具皱纹。质脆，断面纤维性。嚼后渣多。余同干皮。

药理作用 低浓度兴奋胃肠平滑肌，高浓度抑制胃肠平滑肌；抗溃疡；抑制中枢神经系统；降血压；抗病原微生物；抗肿瘤等。

注意事项 孕妇慎用。

凹叶厚朴

 应/用/指/南

01 治疗胃肠道肿瘤

厚朴与枳壳、白术、茯苓、枸杞子等配伍应用，水煎服。

02 治疗腹腔肿瘤引起的胀气

厚朴与大腹皮、木香等配伍应用，水煎服。

03 治疗呕吐呃逆

厚朴10克，泡水喝。

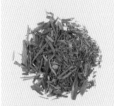

健脾养胃 理气中和效果好

别名： 白檀、檀香木、真檀。

来源： 檀香科植物檀香树干的心材。

性味归经： 温，辛。归脾、胃、肺经。

《本草纲目》记载檀香："治噎膈吐食。又面生黑子，每夜以浆水洗拭令赤，磨汁涂之，甚良。"

檀香

传统功用

理气调中，散寒止痛：用于寒凝气滞所致的胸腹疼痛及胃寒作痛、呕吐清水等。此外，近年多用于气滞血瘀之胸痹、心绞痛等。

用量用法

煎服，2～5克，宜后下。入丸散，1～3克。

药材性状 木材呈圆柱形或稍扁，长50～100厘米，直径10～20厘米。表面淡灰黄色，光滑细密，有时可见纵裂纹，有刀削痕。质坚实细密。气香，味微苦，燃烧时香气浓烈。

药理作用 抗菌等。

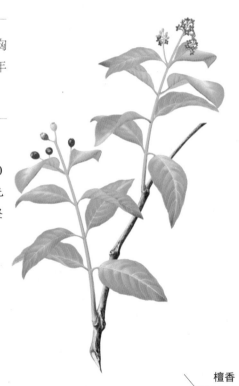

檀香

应/用/指/南

01 治疗心腹诸痛

檀香、砂仁各4.5克，丹参30克，水煎服。

02 治疗心腹冷痛

檀香9克，为极细末，干姜15克，泡汤调下。

03 治疗噎膈饮食不入

檀香4.5克，茯苓、橘红各6克，均为极细末，人参汤调下。

04 治疗霍乱

檀香、广藿香、木香、肉桂各4.5克，均为极细末，每用3克，炒姜15克，泡汤调下。

益智仁

别名：益智子、摘艼子。

来源：姜科植物益智的干燥成熟果实。

性味归经：温，辛。归肾、脾经。

《本草纲目》记载益智仁："治冷气腹痛，及心气不足，梦泄，赤浊，热伤心系，吐血、血崩。"

传统功用

1.温脾开胃摄唾：用于中焦虚寒、食少、多唾及腹痛便溏等。常与温中益气药同用。

2.暖肾固精缩尿：用于肾阳不足、下元虚冷所致遗精、遗尿、尿频、尿有余沥等。

用量用法

煎服，3～10克。

药材性状 果实纺锤形或椭圆形，两端略尖，

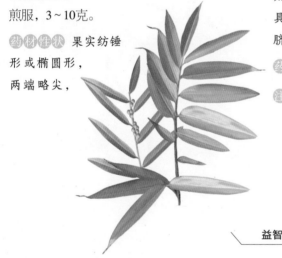

长1.2～2.0厘米，直径1.0～1.3厘米，表面棕色或灰棕色，有纵向凹凸不平的突起棱线13～20条，顶端有花被残基，基部常残存果梗，果皮薄而稍韧，与种子紧贴，种子团中间有淡棕色隔膜分成3室，每室有种子6～11粒。种子呈不规则的多面形，直径3～4毫米，灰褐色，具淡黄色假种皮，腹面中央有凹陷的种脐，种脊沟状。有特异香气，味辛、微苦。

药理作用 抗胃损伤；强心。

注意事项 阴虚火旺及有湿热者忌服。

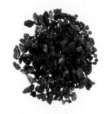

益智

应/用/指/南

01 治疗泌尿系统感染

益智仁、栀子、黄芩、木通、乌药、甘草各10克，败酱草、赤小豆、蒲公英各30克，车前草15克，水煎服。

02 治疗小儿遗尿

益智仁、补骨脂、山茱萸、菟丝子、白果各

10克，茯苓、桑螵蛸各15克，五味子6克，肉桂3克，水煎服。

03 治疗老年痴呆

益智仁、黄芪、熟地黄、山茱萸、鹿角胶、丹参、川芎、郁金、石菖蒲、远志各适量，水煎服。

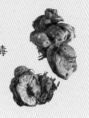

健脾养胃 理气中和效果好

金荞麦

别名： 荞叶七。

来源： 蓼科植物金荞麦的干燥根茎。

性味归经： 平，苦。归肺、脾、胃经。

《本草拾遗》记载金荞麦："主痈疽恶疮毒肿，赤白游疹，虫、蚕、蛇犬咬，并醋摩敷疮上，亦捣茎叶敷之。恐毒入腹，煮汁饮。"

传统功用

1.清热解毒，消痈排脓：用于肺痈咳痰浓稠腥臭、瘰疬疮肿、毒蛇咬伤。

2.清肺化痰：用于肺热咳嗽、咽喉肿痛。

3.健脾消食：用于脾失健运所致的食积腹胀、疳积消瘦。

用量用法

用水煎服，15～30克。亦可用水或黄酒隔水密闭炖服。

药材性状 根茎呈不规则团块或圆柱状，常有瘤状分枝，顶端有的有茎残基，长3～15厘米，直径1～4厘米。表面棕褐色，有横向环节及纵纹，密布点状皮孔，并有凹陷的圆形根痕及残存须根。质坚硬，不易折断，断面淡黄白色或淡棕红色，有放射状纹理，中央髓部色较深。气微，味微苦。

药理作用 抗菌，抗炎；解热；抗肿瘤；祛斑。

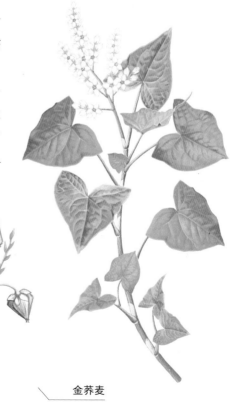

金荞麦

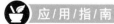

01 治疗痢疾

金荞麦30克，水煎服。

02 治疗喉风喉毒

用醋磨金荞麦，漱喉。

鸡内金

别名： 鸡黄皮、鸡食皮、鸡合子、鸡中金、化石胆、化骨胆。

来源： 雉科动物家鸡的干燥沙囊内壁。

性味归经： 平，甘。归脾、胃、小肠、膀胱经。

《本草纲目》记载鸡内金："治小儿食疟，疗大人(小便)淋沥、反胃，消酒积，主喉闭、乳蛾，一切口疮、牙疳诸疮。"

传统功用

1.消食健胃：用于多种饮食积滞、消化不良、小儿疳积发热等。

2.涩精，缩尿，止遗：用于遗精、遗尿等。近年多用于尿路、肝胆结石，有化坚消石之功。

用量用法

煎服，3～10克；研末服，每次1.5～3.0克。

药材性状 呈不规则囊片状，略卷曲。大小不一，完整的长约35厘米，宽约3厘米，厚约2毫米。表面呈黄色、黄绿色或黄褐色。薄而半透明，有多数明显的条棱状波纹。质脆易碎，断面角质样，有光泽。气微腥，味微苦。

药理作用 促进消化；加速放射性锶的排泄等。

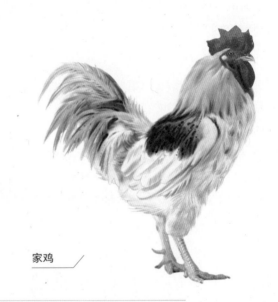

家鸡

 应/用/指/南

01 治疗小儿疳积

鸡内金30克，山药100克，共研细末，加入面粉500克，用水和成面团，再加入适量白糖、黑芝麻，烙成薄饼10张，每日嚼食薄饼1张，10日为1疗程，连用2～3个疗程。

02 治疗脘腹胀满

鸡内金、槟榔、莱菔子、半夏、茯苓、连翘、枳壳各10克，水煎服，每日1剂。

03 治疗小儿遗尿或成人尿频、夜尿多

鸡内金、桑螵蛸、益智仁、煅龙骨、煅牡蛎、黄芪各10克，甘草3克，水煎服，每日1剂。

04 治疗胆、肾、膀胱各种结石症

鸡内金、海金沙（包）、郁金各10克，金钱草30克，水煎服，每日1剂。

谷芽

健脾养胃 理气中和效果好

别名： 蘖米、谷蘖、稻蘖、稻芽。

来源： 禾本科植物稻或同科植物粟的成熟果实经发芽干燥而得。

性味归经： 温，甘。归脾、胃经。

《本草纲目》记载谷芽："快脾开胃，下气和中，消食化积。"

传统功用

消食和中，健脾开胃：用于食积不化、脘腹胀痛、呕恶食臭以及脾虚食少、消化不良。炒谷芽偏于消食，用于不饥食少。焦谷芽善化积滞，用于积滞不消。

用量用法

煎服，9～15克。

药材性状 果实类圆形，直径1～2毫米，顶端钝圆，基部略尖。表面淡黄色，略具点状皱纹，外壳为草质稻片，多数下端露出3～6毫米的初生根（俗称芽）。剥去稻片内含淡黄色的颖果，基部有黄褐色的胚。质坚，断面粉质，气无味，味微甘。

药理作用 促进消化；抗过敏等。

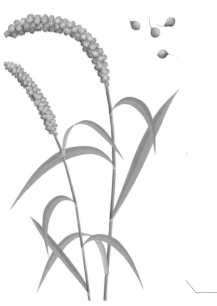

粟

 应/用/指/南

01 治疗胃胀气

炒谷芽15克，金橘2～3枚（或橘饼）。将金橘洗净，压扁。将炒谷芽放入砂锅内，加冷水200毫升，浸泡片刻，煎煮10分钟后，放入金橘煮5分钟，将药汁滤出；再加水煎1次，将两次药汁合并，然后加入少量糖，当茶饮。

02 治疗腹痛泄泻

炒谷芽、炒山楂、炒枣仁各20克，赤石脂、延胡索、木香各12克，柴胡、枳壳、乌梅各9克，白芍药、党参、炒白术各15克，炙甘草6克，水煎服，每天1剂。

03 治疗小儿厌食

生谷芽、麦芽、莲子各15克，山楂10克，水煎服。

肉豆蔻

別名：豆蔻、肉果、迦拘勒。

来源：肉豆蔻科植物肉豆蔻的干燥种仁。

性味归经：温，辛。归脾、胃、大肠经。

《本草纲目》记载肉豆蔻："暖脾胃，固大肠。"

传统功用

1.涩肠止泻：用于脾虚久泻，或脾肾虚寒、五更泄泻等。

2.温中行气：用于中焦虚寒气滞、脘腹胀痛。

用量用法

煎服，3～9克。入丸散，每次0.5～1.0克。

药材性状 种仁卵圆形或椭圆形，长2.0～3.5厘米，宽1.5～2.5厘米。表面灰棕色至暗棕色，有网状沟纹，常被有白色石灰粉，宽端有浅色圆形隆起（种脐的部位），狭端有暗色下陷处（合点的部位），两端间有明显的纵沟（种脊的部位）。质坚硬，难破碎，碎断面可见棕黄或暗棕色外胚乳向内伸入，与类白色的内胚乳交错，形成大理石样纹理，纵切时可见宽端有小型腔隙，内藏小型干缩的胚，

子叶卷曲。气香浓烈，味辛。

药理作用 小剂量促进胃液分泌及胃肠蠕动，大剂量则抑制；镇静；抗肿瘤；抗炎等。

注意事项 湿热泻痢者不宜食用。

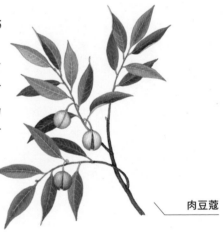

肉豆蔻

🍵 应/用/指/南

01 治疗水湿所致的腹胀如鼓

肉豆蔻、槟榔、轻粉各0.3克，黑牵牛（取头末）45克。上药共为细末，面糊为丸，如绿豆大。每服10～20丸，煎连翘汤送服，饭后服，每日3次。

02 治疗脾虚泄泻、肠鸣不食

肉豆蔻1枚，入乳香3小块在内，以面裹煨，面熟为度，去面，碾为细末。每服3克，米汤

送服，小儿1.5克。

03 治疗霍乱呕吐不止

肉豆蔻（去壳）、人参（去芦头）、厚朴（去粗皮，涂生姜汁，炙令香熟）各30克。上药捣碎，粗罗为散。每服15克，以水一盏，入生姜0.25克，粟米两撮，煎至2.5克，去渣，不计时温服。

止咳平喘　润肺下气是关键

款冬花

别名： 冬花、款花、看灯花、艾冬花。

来源： 菊科植物款冬的干燥花蕾。

性味归经： 温、辛、微苦。归肺经。

《本经》记载款冬花："咳逆上气，善喘，喉痹，诸惊痫，寒热邪气。"

传统功用

润肺下气，化痰止咳：用于寒痰咳嗽等。适当配伍，还可用于多种咳嗽。

用量用法

煎服，5～10克。

药材性状　款冬花呈长圆棒形，单生或2～3个基部花序连生，习称"连三朵"，长1.0～2.5厘米，直径0.5～1.0厘米，上端较粗，下端渐细或带有短梗，外面被有多数鱼鳞状苞片。苞片外表面紫红色或淡红色，内表面密被白色絮状茸毛，舌状花及管状花细小。体轻，撕开后可见白色茸毛。气清香，味微苦而带黏性，嚼之呈棉絮状。

药理作用　镇咳，祛痰，平喘；升压等。

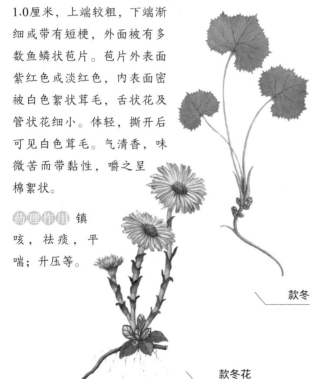

款冬

款冬花

 应/用/指/南

01 治疗咳嗽痰多

款冬花10克，水煎服。

02 治疗支气管哮喘

款冬花、紫菀、半夏各9克，麻黄、射干各6克，生姜3片，细辛、五味子各3克，大枣5枚，水煎服。

03 治疗老年慢性支气管炎

款冬花、紫菀、浙贝母、地龙、桔梗、茯苓、炙甘草、干姜、黄芪、党参、半夏各12克，炙附子、肉苁蓉各6克，细辛、徐长卿各3克，水煎服。

04 治疗急性支气管炎

款冬花25克，百合、冰糖各100克，水煎，空腹服。

款冬花茶，润肺治咳嗽

◆中医认为，款冬花性温，味辛、苦，入肺经，具有润肺下气、止咳化痰的功效，可以治疗咳嗽、咽喉干燥、慢性支气管炎、支气管哮喘等病症。款冬花最主要的作用就是润肺止咳。

《本草正义》认为"款冬花温而不燥，润而不寒，散而不泄，故无论虚实寒热，一切咳嗽之属肺病者，皆可用也。"《神农本草经》中也明确提出，款冬花主治"咳逆上气善喘"。

咳嗽时就可以自制一杯款冬花茶来喝，此茶制作方法是：取款冬花9克、冰糖15克，放入杯中，用沸水泡冲即可，此款冬花茶养阴生津、润肺止咳，对于感冒所引发的咳嗽治疗效果最佳。

款冬花茶里面也可以放一些百合花，因为百合花也有润肺止咳的功效。在这里注意的是，这款茶饮最适合秋冬咳嗽，而且略见有痰者，因为款冬花和百合花都是润肺的，主要治疗因为肺热而引起的咳嗽。如果你不仅咳嗽还有点喘，就得用一下蜜炙的款冬花了，蜜炙的款冬花又叫"蜜冬花"或"炙冬花"，因为自己制作起来比较麻烦，不仅要调和蜜蜂，还要炒制，倒不如直接去药店买方便得多。

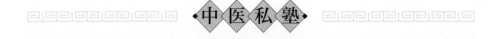

·中 医 私 塾·

款冬花茶不只是在咳嗽有痰时才能喝，我们平时也可以喝，因为它是一种养生美容茶，有润肺滋阴的功效，所以工作之余，可以为自己冲泡一杯甘甜可口的款冬花茶，不仅可以赶走疲惫，还能让你拥有美丽而健康的容颜，何乐而不为呢？

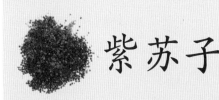

止咳平喘 润肺下气是关键

紫苏子

别名： 苏子、铁苏子、黑苏子、香苏子。

来源： 唇形科植物紫苏的干燥成熟果实。

性味归经： 温，辛。归肺经。

《本草纲目》记载紫苏子："治风顺气，利膈宽肠，解鱼蟹毒。"

传统功用

1.降气止咳平喘：用于痰阻气机、咳嗽痰多、气逆作喘等。

2.润肠通便：用于肠燥便秘等。

用量用法

煎服，5～10克。

药材性状 为卵圆形或类圆形，直径约1.5毫米。表面灰棕色或灰褐色，有微隆起的暗紫色网状纹理。基部稍尖，有灰白色点状果梗痕；果皮薄而脆，易压碎。种子黄白色，种皮膜质，子叶2，类白色，有油性。压碎有香气，味微辛。

药理作用 降血脂；抗肿瘤等。

注意事项 阴虚喘咳及脾虚便溏者慎用。

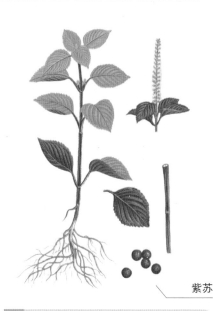

紫苏

附药 紫苏梗为唇形科植物紫苏的干燥茎。呈方柱形，四棱钝圆，长短不一，直径0.5～1.5厘米。表面紫棕色或暗紫色，四面有纵沟及细纵纹，节部稍膨大，有对生的枝痕和叶痕。体轻，质硬，断面裂片状。主要用于胸膈痞闷、胃脘疼痛、嗳气呕吐、胎动不安。

🍵 应/用/指/南

01 治疗支气管哮喘

苏子、白芥子、莱菔子、葶苈子、细辛、麻黄、天竺黄、胆南星、陈皮、丹参、甘草等配伍应用，水煎服。

02 治疗脚气及风寒湿痹

紫苏子60克，杵碎，水适量，研取汁，以苏子汁煮粳米做粥，和葱、豉、椒、姜食之。

03 治疗消渴

紫苏子（炒）、莱菔子（炒）各90克。为末，每服6克，桑根白皮煎汤服，每日2次。

止咳平喘 润肺下气是关键

紫菀

别名： 青菀、还魂草、夜牵牛、紫菀茸。

来源： 菊科植物紫菀的干燥根及根茎。

性味归经： 温，苦、辛、甘。归肺经。

《神农本草经》记载紫菀："主治咳逆上气，胸中寒热结气，去蛊毒、痿蹶，安五脏。"

传统功用

润肺化痰止咳：用于多种咳嗽。对寒痰咳喘、燥咳咯血、风寒咳嗽等均可应用。

用量用法

煎服，5～10克。

药材性状 1.根茎呈不规则块状，大小不一，顶端有多数茎基及叶柄残基，根茎簇生多数细根，长3～15厘米，直径0.1～0.3厘米，多编成辫状。表面紫红色或灰红色，有纵纹，质较柔韧。断面灰白色，或紫色。气微香，味甜、微苦。

2.光山药 呈圆柱形，两端齐平，长7～16厘米，直径1.5～3.0厘米，粗细均匀，挺直。表面光滑，洁白，粉性足。

药理作用 祛痰；镇咳；抑菌等。

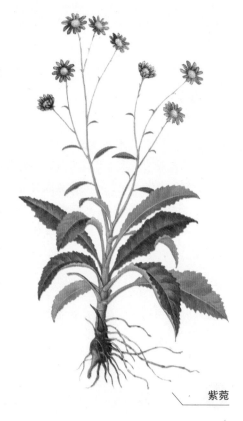

紫菀

应/用/指/南

01 治疗肺癌

紫菀、蚤休、芙蓉花、枇杷叶、百部、昆布、海藻、生牡蛎各15克，浙贝母、橘核、橘红各9克，生地黄、玄参各12克，白花蛇舌草、白茅根、地锦草、薏苡仁、夏枯草各30克，切碎，水煎，分3次服。

02 治疗咳嗽痰稠

紫菀、桔梗、白前、百部各9克，陈皮、荆芥各6克，甘草4.5克，切碎，研匀为末。每服9克，每日3次，温开水送服。

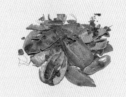

止咳平喘 润肺下气是关键

马兜铃

别名： 兜铃、水马香果、葫芦罐、臭铃铛、蛇参果。

来源： 马兜铃科植物北马兜铃或马兜铃的干燥成熟果实。

性味归经： 微寒，苦、微辛。归肺、大肠经。

《开宝本草》记载马兜铃主治："肺热咳嗽，痰结喘促，血痔瘘疮。"

传统功用

1.清肺化痰，止咳平喘：用于肺热痰壅、咳嗽气喘、肺热阴虚、久咳、咯血等。

2.清肠疗痔：用于肠热痔疮、出血等。此外，还可用于肝阳上亢型高血压。

用量用法

煎服，3～10克。

药材性状 1.北马兜铃 果实呈卵圆形，长3～7厘米，直径2～4厘米，表面黄绿色、灰绿色或棕褐色，有纵棱线12条，由棱线分出多数横向平行的细脉纹，顶端平钝，基部有细长果梗。果皮轻而脆，易裂为6瓣，果梗也分裂为6条，果皮内表面平滑而带光泽，有较密的横向脉纹。果实分6室，每室种子多数，平叠整齐排列。种子扁平而薄，钝三角形或扇形，长6～10毫米，宽8～12毫米，边缘有白色膜质宽翅，淡棕色。气特异，味微苦。

2.马兜铃 蒴果球形或长圆形，基部钝圆，背缝线纵棱较平直。种子宽略大于长，心形。

药理作用 祛痰，镇咳；抑菌等。

注意事项 剂量不宜过大，否则易致呕吐。

 应/用/指/南

01 治疗肺癌

马兜铃、翻白草各9克，山豆根15克，白菜、白花蛇舌草各30克，水煎服，每日1剂。

02 治疗肺热喘咳

马兜铃、浙贝母、桔梗、玉竹、天花粉、麦冬、玄参各6克，牛蒡子4.5克，甘草3克，荆芥1.5克，水煎，分3次温服。

03 治疗高血压头痛

马兜铃500克，捣碎，加体积分数为20%乙醇溶液3升，置于密闭瓦罐中，浸泡7日，并不时振摇，再连罐炖煮2小时，加压过滤，得溶液1升，加适量体积分数为95%的乙醇，摇匀，每毫升约含生药0.5克，每服4～6毫升，每日3次，饭后服。

枇杷叶

别名：杷叶、巴叶。

来源：蔷薇科植物枇杷的干燥叶。

性味归经：微寒，苦。归肺、胃经。

《本草纲目》记载枇杷叶："和胃降气，清热解暑毒，疗脚气。"

传统功用

1.清肺止咳：用于肺燥热所致之咳痰黄黏、咯血咽干等。

2.和胃止呕：用于胃热呕秽、烦渴等。适当配伍，还可用于胃虚气逆、恶心呕吐等。

用量用法

煎服，5～10克。

药材性状 叶呈长椭圆形或倒卵形，长12～30厘米，宽4～9厘米。先端尖，基部楔形，边缘上部有疏锯齿，基部全缘，上表面灰绿色、黄棕色或红棕色，有光泽，新鲜叶深绿色，下表面淡灰色或棕绿色，密被黄色茸毛，主脉于下表面显著突起，侧脉羽状。叶柄极短，被棕黄色茸毛。革质而脆，易折断。气微，味微苦。

药理作用 镇咳，平喘；抗炎；降血糖。

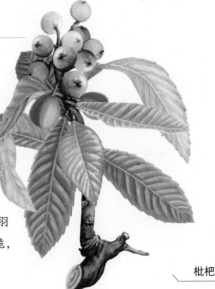

枇杷

 应/用/指/南

01 治疗急性支气管炎

枇杷叶20克，炙麻黄4.5克，杏仁、百部、半夏、沙参各12克，炙甘草、知母各6克，炙白前、川贝母、紫菀、款冬花各9克，水煎服。

02 治疗慢性支气管炎

枇杷叶15克，粳米50克，冰糖适量。先将枇杷叶布包水煎，去渣取浓汁，再加入粳米和水煮粥，粥将成时加入冰糖稍煮，每日早、晚用之佐餐。适用于痰热证。

03 治疗酒渣鼻

枇杷叶、桑白皮、黄芩、栀子各10克，生地黄15克，菊花12克，桔梗6克，黄连、甘草各5克，水煎服。

桑白皮

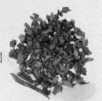

别名： 桑根白皮、桑皮、桑根皮、白桑皮。

来源： 桑科植物桑的干燥根皮。

性味归经： 寒，甘。归肺经。

《本草纲目》记载桑白皮："泻肺，利大小肠，降气散血。"

传统功用

1.泻肺平喘：用于肺热喘咳、痰多等。

2.利水消肿：用于水肿胀满、小便不利、肺气壅滞的实证。此外，本品还有一定的降压作用，可用于治疗肝火偏旺型高血压。

药理作用 利尿；降压；镇静，镇痛，抗惊厥等。

注意事项 肺虚无火，小便多及风寒咳嗽者忌服。

用量用法

煎服，5～15克。

药材性状 根皮呈扭曲的卷筒状、槽状或板片状，长短宽窄不一，厚1～4毫米。外表面白色或淡黄白色，平坦，偶有残留未除净的橙黄色或红棕色鳞片状栓皮，内表面黄白色或淡黄棕色，有细纵纹，有时纵向裂开，露出纤维。体轻，质韧，纤维性强，难折断，纤维层易成片地纵向撕裂，撕裂时有白色粉尘飞扬。气微，味微甘。

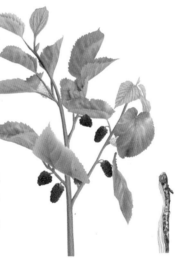

桑

应/用/指/南

01 防治肺癌

桑白皮、白花蛇舌草、仙鹤草、地锦草各30克，大蓟、小蓟、薏苡仁各15克，炙百部9克，水煎2次，早、晚分服，每次冲服牛黄0.3克，每日1剂。

02 治疗胃癌

桑白皮30克，米醋90克，炖1小时，1次服完。亦可分3次用葡萄糖调服。

03 治疗喘咳痰热

桑白皮、地骨皮各3克，甘草1.5克，粳米50克，研末，水煎，饭前服。

04 治疗水肿胀满

桑白皮、大腹皮、茯苓皮、陈皮、生姜皮各9克，研末，水煎服。

05 治疗小儿流涎

桑白皮10克，水煎服。每日1剂，连服3~7日。

止咳平喘　润肺下气是关键

葶苈子

别名：葶苈、大室、大适、米蒿。

来源：十字花科植物独行菜或播娘蒿的干燥成熟种子。前者称为北葶苈子，后者称为南葶苈子。

性味归经：大寒，苦、辛。归肺、膀胱经。

《本草纲目》记载葶苈子："通月经。"

传统功用

1.泻肺平喘：用于痰涎壅滞，痰咳气喘，咳逆喘息不得卧的实证。

2.利水消肿：用于胸腹积水、面目浮肿属实证者。

用量用法

煎服，5～10克，包煎。研末服，3～6克。

药材性状 1.北葶苈子 呈扁卵形，长1.0～1.5毫米，宽0.5～1.0毫米。表面棕色或红棕色，微有光泽，具纵沟2条，其中1条较明显，一端钝圆，另端尖而微凹，类白色，种脐位于凹入端。气微，味微辛辣，黏性较强。

2.南葶苈子 呈长圆形，略扁，长0.8～1.2毫米，宽约0.5毫米。表面黄棕色，一端钝圆，另一端微凹或较平截，中央凹入，种脐位于凹下处，种子表面具有细密的网纹及两条纵列的浅槽。

药理作用 强心；抗菌；抗肿瘤。

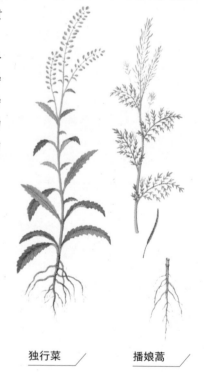

独行菜　　播娘蒿

 应/用/指/南

01 治疗急性上呼吸道感染

炒葶苈子、射干各10克，金银花30克，芦根15克，生甘草5克。每日1剂，水煎，共取汁500毫升，分早、晚2次服。临睡前再于药渣中加水300毫升，煎沸后，离火稍候，熏吸鼻腔数分钟。

02 治疗肺心病

炒葶苈子、益母草各15克，川椒、炮附子各5克，防己、桂枝各10克，赤芍30克。将葶苈子、川椒隔纸焙干，研末冲服，每次服6克，分3次服完。剩余药水煎服。

止咳平喘 润肺下气是关键

白果

别名： 灵眼、佛指甲。

来源： 银杏科植物银杏的干燥成熟种子。

性味归经： 平，甘、苦、涩；有毒。归肺经。

《本草纲目》记载白果："熟食温肺益气，定喘嗽，缩小便，止白浊。生食降痰，消毒杀虫。"

传统功用

1.敛肺平喘：用于咳喘气逆、痰多等。无论偏寒、偏热均可。

2.收涩止带，除湿：用于白浊带下。无论下元虚衰、白带清稀或湿热下注、带下黄浊，随证配伍均可使用。

用量用法

煎服，5～10克，捣碎。

药材性状 种子呈椭圆形，一端稍尖，一端钝，长1.5～2.5厘米，宽1～2厘米，厚1厘米。表面黄白色或淡棕黄色，平滑，具2～3条棱线，中种皮骨质，坚硬，内种皮膜质，种仁宽卵球形或椭圆形，一端淡棕色，另一端金黄色。横断面外层黄色，胶质样，内层淡黄色或淡绿色，粉性，中间有空隙。气微，味甘、微苦。

药理作用 祛痰；降压；抗过敏；延缓衰老；抑制机体免疫功能；抗病原微生物等。

注意事项 本品有毒，不宜大量生食。咳嗽痰稠不利者慎用。

附药 银杏叶为银杏科植物银杏的干燥叶。味苦、涩，性平。功能敛肺平喘，活血止痛。用于治疗肺虚咳喘，以及高血脂、高血压、冠心病、心绞痛、脑血管痉挛等。煎服，5～10克，或制成片剂、注射剂。

应/用/指/南

01 治疗下元虚衰之白带清稀

白果6克，莲子15克，江米50克，乌骨鸡1只。先将乌鸡去毛及内脏，白果、莲子研末，纳入鸡胸内，再入米、水，慢火煮熟，加调味品即成。食肉饮粥，每日服2次。

02 治疗肺癌

取白果25克，大枣20枚，糯米50克。将白果、大枣、糯米共同煮粥即成。早、晚空腹温服。

五味子

别名： 五梅子、会及、玄及。

来源： 木兰科植物五味子的干燥成熟果实。

性味归经： 温，酸、甘。归肺、心、肾经。

《药性切用》记载五味子："敛肺滋肾，专收耗散之气，为喘嗽虚乏多汗之专药。"

传统功用

1.敛肺滋肾：用于肺气不足或肺肾两虚之久咳气喘等。
2.涩精止泻：用于肾气不足、精关不固、遗精、滑精。
3.敛汗，生津，宁心：用于自汗盗汗、津伤口渴、消渴、阴血亏损、心悸失眠。

用量用法

煎服，3~6克。

药材性状 果实呈不规则的球形或扁球形，直径5~8毫米。表面红色、紫红色或暗红色，皱缩，显油润，果肉柔软，有的表面呈黑红色或出现"白霜"。种子1~2枚，肾形，表面棕黄色，有光泽，种皮较坚硬。果肉气微，味酸；种子破碎后，有香气，味辛、微苦。

药理作用 兴奋呼吸中枢，强心，增强机体适应能力，改善学习记忆能力，降血压，抗肝损伤，抗氧化，抗惊厥，抗胃溃疡，抗菌，抗肿瘤等。

注意事项 本品酸涩收敛，凡表邪未解，内有实热、咳嗽初起、麻疹初发者均不宜使用。

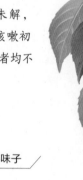

五味子

 应/用/指/南

治疗心烦失眠

五味子、天冬、麦冬、牡丹皮、当归、远志、柏子仁各10克，生地黄、玄参、天花粉、酸枣仁各15克，黄连6克，丹参30克，水煎服。

五倍子

止咳平喘　润肺下气是关键

别名： 百虫仓、文蛤、木附子。

来源： 漆树科植物盐肤木、青麸杨或红麸杨叶上的虫瘿，主要由五倍子蚜寄生形成。

性味归经： 寒，酸、涩。归肺、大肠、肾经。

《本草纲目》记载五倍子："敛肺降火，化痰饮，止咳嗽、消渴、盗汗、呕血、失血、久痢、黄病、心腹痛、小儿夜啼，治眼赤湿烂，消肿毒、喉痹，敛溃疮、金疮，收脱肛、子肠坠下。"

传统功用

1.敛肺降火：用于肺虚久咳及痰火咳嗽等。尤善治咳嗽、咯血者。

2.固肾涩精：用于肾虚不固、遗精滑精等。

3.敛汗止血止泻：用于自汗、盗汗、崩漏、久泻、久痢等。此外，本品外用还可治疗湿疮流水、疮疖肿毒、溃疡不敛、子宫下垂等。

用量用法

煎服，3～9克；外用适量。

药材性状 1.角倍　虫瘿菱形、卵圆形或纺锤形，长3～8厘米，直径2～5厘米，具有不规则的角状分枝。表面灰黄色或淡黄棕色，被灰白色软滑短柔毛。质硬脆，破碎后中空，断面角质状，有光泽，壁厚1～2毫米，内壁平滑，有多数黑褐色死蚜虫、黑色粉末状蚜虫卵及排泄物附着于内壁上，并时有1～2对游离于角倍中的白色丝团，丝团表面又附有多数蚜虫尸体，内壁上附有白色粉霜状或结晶状的蜡样物。气特异，味涩。

2.肚倍　虫瘿长圆形或纺锤形，略扁，无角状分枝，表面暗灰黄绿色，有多数浅纵纹，柔毛较少，倍壁厚约3毫米。

药理作用 收敛，抗菌，抗肿瘤，杀精子，抗肝损伤等。

注意事项 外感咳嗽或湿热泻痢者忌服。

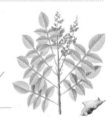

盐肤木

应/用/指/南

01 治疗泻痢不止

五倍子30克，半生半烧，为末，糊丸如梧桐子大。每服30丸，红痢烧酒送服，白痢水酒送服，水泄米汤送服。

02 治疗盗汗

五倍子末、荞麦面各等份，水和为丸，煨

熟。夜卧待饥时，干吃2～3个，勿饮茶水。

03 治疗尿血

五倍子末，盐梅捣和为丸，如梧桐子大，空腹用酒服50丸。

04 治疗消渴

五倍子为末，水服方寸匙，每日2次。

罂粟壳

别名：米壳、粟壳、烟斗斗、鸦片烟果果、粟壳。

来源：罂粟科植物罂粟的干燥成熟果壳。

性味归经：平，酸、涩；有毒。归肺、大肠、肾经。

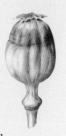

《本草纲目》记载罂粟壳："止泻痢，固脱肛，治遗精久咳，敛肺涩肠，止心腹筋骨诸痛。"

传统功用

1.敛肺止咳：用于肺虚久咳，纯虚无邪者。

2.涩肠止泻：用于久泻久痢、水泻不止等。

3.止痛：用于心腹筋骨诸痛。此外，本品还可用于治疗遗精、滑泄等，有固肾、涩精之功。

用量用法

煎服，3~6克。

药材性状 果壳呈椭圆形或瓶状卵形，有时破碎呈片状。外表黄白色或浅棕色，有纵向或横向的割痕，顶端有11~12条突起的残留柱头，放射状排列，呈圆盘状，基部有短柄，果皮尖脆，木质，破开后，内表面呈浅黄色，微有光泽，并有十几条假隔膜，上有棕黑色小点，为种子脱落的残痕。质轻而脆。气微清香，味微苦。

药理作用 抑制呼吸中枢、镇咳、镇痛、镇静、催眠、止泻等。

注意事项 本品易成瘾，不宜过量及持续服用。咳嗽及泻痢初起者忌服。儿童禁用。

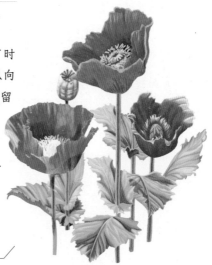

罂粟

 应/用/指/南

01 治疗久咳不止

罂粟壳去筋，蜜炙为末，每服1.5克，蜜汤送服。

02 治疗水泻不止

罂粟壳（去蒂膜）1枚，乌梅肉、大枣肉各10枚。水1杯，煎至7分，温服。

03 治疗一切泻痢

罂粟壳（去上下蒂顶隔，锉成片子，蜜炒令赤色，净称）、厚朴（去粗皮净称，用生姜汁腌一宿，合炒直到姜汁收尽为止）各1.4千克。上药共为细末，每服6~9克，米汤调下。忌生冷、油腻、鱼蟹等物。

止咳平喘 润肺下气是关键

别名: 诃黎勒、诃黎。

来源: 使君子科植物诃子或绒毛诃子的干燥成熟果实。

性味归经: 平,苦、酸、涩。归肺、大肠经。

《本草通玄》记载诃子:"生用则能清金行气,煨用则能暖胃固肠。"

诃子

传统功用

1.涩肠止泻:用于虚寒久泻,或脱肛等。配伍黄连还可用于治疗痢疾,腹痛偏热等。

2.敛肺止咳,利咽开音:用于肺虚喘咳或久咳失音不能言语者。

用量用法

煎服,3~10克。

药材性状 果实呈长圆形或卵圆形,长2~4厘米,直径2.0~2.5厘米,表面黄棕色或暗棕色,略具光泽,有5~6条纵棱线及不规则的皱纹,基部有圆形果梗痕,质坚实,果肉厚2~4毫米,黄棕色或黄褐色,果核长1.5~2.5厘米,直径1.0~1.5厘米,浅黄色、粗糙、坚硬。种子狭长呈纺锤形,长1厘米左右,直径2~4毫米,种皮黄棕色,子叶2,白色,相互重叠卷旋。气微,味酸涩后甜。

药理作用 抗氧化;抑菌;解除平滑肌痉挛等。

注意事项 外有表邪,内有湿热积滞者忌服。

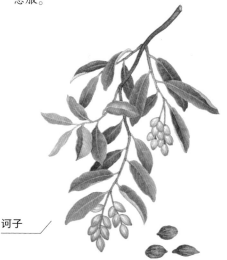

诃子

 应/用/指/南

01 预防久咳语声不出

取诃子(去核)30克,杏仁(泡,去皮、尖)30克,通草7.5克。上药细切,每服6克,水1盏,煨生姜切5片,煎至8分,去渣,饭后温服。

02 治疗结膜炎

诃子、栀子、川楝子各等量,共研细末,每次6克,水煎服,每日3次。

独活

别名： 独摇草、独滑、长生草。

来源： 伞形科植物重齿毛当归的干燥根。

性味归经： 微温，辛、苦。归肝、膀胱经。

《本草纲目》记载独活："治诸中风湿冷，奔喘逆气，皮肤苦痒，手足挛痛劳损，风毒齿痛"。

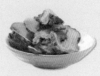

传统功用

1.祛风除湿，通痹止痛：用于风寒湿痹、腰膝疼痛，少阴伏风头痛、缠绵不愈。

2.解表：用于风寒外感，兼湿邪较盛者，症见恶寒发热、头痛身重、舌苔白厚等。

用量用法

煎服，3～9克。

药材性状 根头及主根粗短，略呈圆柱形，长1.5～4.0厘米，直径1.5～3.5厘米，下部有数条弯曲的支根，长12～30厘米，直径0.5～1.5厘米。表面粗糙，灰棕色，具不规则纵纹及横裂纹，并有多数横长皮孔及细根痕，根头部有环纹，具多列环状叶柄痕，中央为凹陷的茎痕。质坚硬，断面灰黄白色，形成层环棕色，皮部有棕色油点（油管），木部黄棕色，根头横断面有大型髓部，亦有油点。有特异香气，味苦、辛，微麻舌。

药理作用 镇痛、镇静、降压，抗心律失常，抑制血小板聚集、抗血栓形成，解除肠平滑肌痉挛，抗菌，抗肿瘤等。

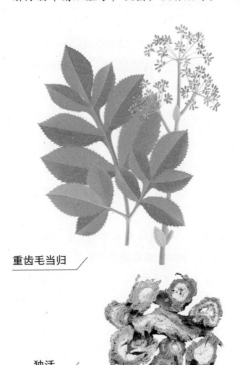

重齿毛当归

独活

应/用/指/南

01 治疗类风湿

独活、防风、防己、白术、羌活、桂枝、当归、茯苓、甘草各10克，生黄芪30克，生姜2片，大枣5枚，水煎服。

02 治疗腰椎间盘突出症

独活9克，桑寄生、川牛膝、杜仲各15克，秦艽、当归、白芍药、防风各10克，细辛3克，每日1剂，水煎2次，共取汁400毫升，早晚各服200毫升，7剂为1疗程。

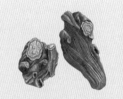

秦艽

祛风化湿 散寒健脾很重要

第五章 中药不是慢郎中，选对经方就能药到病除

传统功用

1.祛风湿：用于风湿痹证，寒痹、热痹均可使用。

2.退虚热：用于阴虚发热、骨蒸劳热等。

3.除黄疸：用于湿热发黄等。

用量用法

煎服，3～9克。

药材性状 1.秦艽 根略呈圆锥形，上粗下细，长7～30厘米，直径1～3厘米。表面灰黄色或棕黄色，有纵向或扭曲的纵沟。根头部常膨大，多由数个根茎合生，质坚脆，易折断，断面皮部黄色或棕黄色，木部黄色。气特异，味苦、微涩。

2.麻花秦艽 根略呈圆锥形，长8～18厘米，直径1～3厘米。主根下部多分枝，或多数相互分离后又连合，略成网状或麻花状。质松脆，易折断，断面多呈枯朽状。

3.粗茎秦艽 根略呈圆柱形，较粗大，多个分枝，很少互相扭绕，长12～20厘米，直径1.0～3.5厘米。表面黄棕色或暗棕色，有纵向扭转的皱纹，根头有淡黄色叶柄残基及纤维状的叶基维管束。

4.小秦艽 根略呈长纺锤形或圆柱形，长8～20厘米，直径2～9毫米。表面棕黄色或棕褐色，有纵向或扭曲的沟纹，已去外皮者表面黄色，根头较细、单一，表面有横向纹理，主根通常一个或数个分枝。质松脆，易折断，断面黄白色。

药理作用 抗炎，镇痛，抗组胺，抗过敏性休克等。

别名： 大艽、左宁根、左扭、左秦艽、秦纠、秦胶。

来源： 龙胆科植物秦艽、麻花秦艽、粗茎秦艽或小秦艽的干燥根。

性味归经： 微寒，辛、苦。归胃、肝、胆经。

《本草纲目》记载秦艽："治胃热，虚劳发热。""手足不遂，黄疸烦渴之病须之。"

 应/用/指/南

01 治疗类风湿关节炎

秦艽12克，羌活、防风、甘草各6克，姜黄、当归、赤芍药、茯苓各9克，黄芪、桑寄生、牛膝各15克，细辛3克，水煎服。

02 治疗偏寒瘀型肩周炎

秦艽、川乌、草乌各6克，广郁金、羌活、川

芎各10克，木瓜20克，全蝎2克，红花8克，透骨草、鸡血藤各30克，60°白酒1升。将上药捣碎或切片，置于容器中，加入白酒，密封，浸泡15日后，过滤去渣，即成。每晚临卧前服15～30毫升。

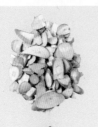

桑枝

别名：桑条。

来源：桑科植物桑的干燥嫩枝。

性味归经：平，微苦。归肝经。

《本草图经》记载桑枝："疗遍体风痒干燥，脚气风气，四肢拘挛，上气眼晕，肺气咳嗽，消食利小便……疗口干及痈疽后渴，用嫩条细切一升，熬香煎饮，亦无禁忌。久服，终身不患偏风。"

传统功用

祛风通络：用于风湿肢节疼痛、四肢拘挛、关节不利，尤以上肢风湿热痹者多用。

用量用法

煎服，9～15克。

药材性状 嫩枝呈长圆柱形，少有分枝，长短不一，直径0.5～1.5厘米。表面灰黄色或黄褐色，有多数黄褐色点状皮孔及细纵纹，并有灰白色略呈半圆形的叶痕和黄棕色的腋芽。质坚韧，不易折断，断面纤维性。切片厚2～5毫米，皮部较薄，木部黄白色，射线放射状，髓部白色或黄白色。气微，味淡。

药理作用 提高淋巴细胞转化率。

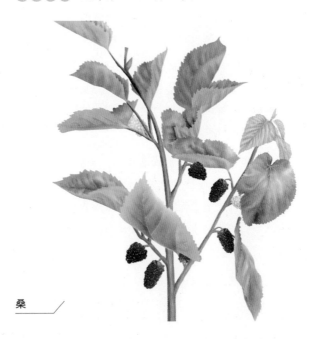

桑

 应/用/指/南

01 治疗肩周炎

桑枝、当归、川芎、木香、乳香、羌活、独活、桂枝、秦艽各10克，海风藤15克，甘草6克，水煎服。

02 治疗高血压

桑枝、桑叶各30克，芹菜50克。将上药加水4升，煎煮取液，先熏足后浸足，每日1次，发作时每日2次，每剂可用2～3次，10日为1个疗程。

03 治疗风湿性关节炎

桑枝30克，黄柏10克，水煎服。

传统功用

1.祛风除湿：用于风湿痹痛、肢体麻木、半身不遂等。

2.平肝潜阳：用于肝阳上亢、眩晕头痛等。此外，煎水外洗，还可用于皮肤湿痒。

用量用法

煎服，5～15克；研末服，每次3克。

药材性状 小枝类圆形或略带方形，直径约3毫米，黄绿色，有纵向细纹，具黄色点状皮孔，密被短茸毛，稍老者茸毛脱落，质脆，易折断，断面木部淡黄色，髓部白色。叶对生，多皱缩卷曲，或破碎，完整者展平后呈广卵形或椭圆形，长7～25厘米，宽5～9厘米，先端渐尖，基部阔楔形或截形，全缘或具波状齿，上面灰绿色，下面黄绿色，两面均有短柔毛，叶柄长2～8厘米，密被短柔毛。花多枯萎，黄棕色，具长梗，雄蕊突出于花冠外，已经结实者，花萼宿存，枯黄色，内有一果实，三棱状卵形，灰褐色，具皱缩纹理。气异臭，味苦、涩。

药理作用 抗炎；镇痛；降血压；镇静等。

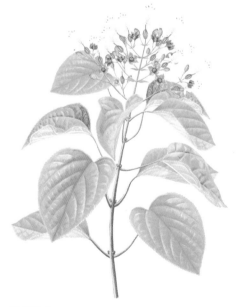

海州常山

臭梧桐

别名： 八角梧桐、楸叶常山、矮桐子、岩桐子、凤眼子、臭芙蓉。

来源： 马鞭草科植物海州常山的干燥嫩枝及叶。

性味归经： 凉，辛、苦、甘。归肝经。

《本草纲目拾遗》记载臭梧桐："治独脚杨梅疮，洗鹅掌风、一切疮疥，煎汤洗汗斑。湿火腿肿，久不愈者，同苍耳子浸酒服。并能治一切风湿，止痔肿，煎酒服。治臁疮，捣烂作饼，加桐油贴。"

应/用/指/南

01 治疗高血压

臭梧桐、夏枯草、黄芩各9克，山楂15克，桑寄生12克，水煎服，每日1剂。

02 治疗痛风

臭梧桐、豨莶草各25克，水煎服，每日1剂。

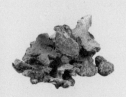

苍术

别名： 赤术、马蓟、青术、仙术。

来源： 菊科植物茅苍术或北苍术的干燥根茎。

性味归经： 温，辛、苦。归脾、胃经。

《本草纲目》记载苍术："治湿痰留饮，或挟瘀血成窠囊，及脾湿下流，浊沥带下，滑泻肠风。"

传统功用

1. 燥湿健脾：用于湿困中焦、纳呆脘痞、呕恶苔腻，脾虚湿盛、湿邪下注、妇女带下过多。

2. 祛风散寒：用于外感风寒、头痛发热、恶寒无汗，外感湿温、发热胸闷、身痛苔腻，风湿痹证、关节肿痛、痿软无力。此外，还可用于夜盲症，有明目之功。

用量用法

煎服，3～9克。

药材性状 1. 茅苍术　根茎呈不规则结节状或略呈连珠状圆柱形，有的弯曲，通常不分枝，长3～10厘米，直径1～2厘米。表面黄棕色至灰棕色，有细纵沟、细纹及少数残留须根，节处常有缢缩的浅横凹沟，节间有圆形茎痕，往往于一端有残留茎基，有的于表面析出白色絮状结晶。质坚实，易折断，断面稍不平，类白色或黄白色，散有多数橙黄色或棕红色油室（俗称朱砂点），暴露稍久，可析出白色细针状结晶。气香特异，味微甘、辛、苦。

2. 北苍术　根茎多呈疙瘩块状，有的呈结节状圆柱形，常弯曲并具短分枝，长4～10厘米，直径0.7～4.0厘米。表面黑棕色，外皮脱落者呈黄棕色。质轻、疏松；断面带纤维性，散有小的黄棕色油室，放置后不析出结晶。

药理作用 抗实验性胃炎及胃溃疡，对胃肠运动有双向调节作用，抗肝损伤，降血糖，提高机体耐缺氧能力，对烟碱受体有阻断作用等。

茅苍术

 应/用/指/南

01 治疗风寒表湿证

苍术、苏叶、生姜、茶叶各6克，冰糖25克。将前4味同煎，两次取汁500毫升，去渣。将冰糖纳入50毫升水中，加温溶化，将溶化后的糖汁对入药液。分3次温服。

02 治疗荨麻疹

苍术20克，白皮豇豆30克，加水煎2次，将两次煎液混合，分早、中、晚3次温服，连服7日为1疗程。

传统功用

1.化湿醒脾：用于湿阻中焦、胸闷苔腻、纳呆呕恶等。
2.行气温中：用于脾胃气滞，脘腹胀满，食积不消、纳呆脘闷。适当配伍，还可用于气虚腹胀及虚寒泄泻等。

用量用法

煎服，3～6克，宜后下。

药材性状 1.阳春砂仁　果实椭圆形、卵圆形或卵形，具不明显的3个钝棱，表面红棕或棕褐色，顶端具突起的花被残基，基部具果柄痕或果柄，果皮较薄，易纵向开裂，内表面有明显纵行的维管束及菲薄的隔膜，种子集结成团呈不规则多角形，长2～5毫米，直径1.5～4.0毫米，表面红棕至黑褐色，具不规则皱纹。

2.绿壳砂仁　果实卵形、卵圆形或椭圆形，隐约呈现3个钝棱，表面棕色、黄棕色或棕褐色，密被略扁平的刺状突起，果皮内表面淡黄色或黄褐色，每室含种子8～22粒。种子不规则多角形，长2～4毫米，直径2～4毫米，表面淡棕色或棕色，具较规则的皱纹。

3.海南砂仁　果实卵圆形、椭圆形、梭状椭圆形或梨形，具有明显的3个钝棱，长1～2厘米，直径0.7～1.7厘米，表面灰褐色或灰棕色，被片状、分枝的短软刺，果皮厚而硬，内表面多红棕色，每室含种子4～24粒。种子多角形，长2.5～4.0毫米，直径1.5～2.0毫米，表面红棕色或深棕色，具不规则的皱纹。

药理作用 小剂量促进胃肠蠕动，大剂量抑制胃肠运动；抗溃疡；抑制血小板聚集等。

祛风化湿 散寒健脾很重要

砂仁

别名：缩砂蜜、缩砂仁、缩砂。
来源：姜科植物阳春砂、绿壳砂或海南砂的干燥成熟果实。
性味归经：温，辛。归脾、胃经。

《本草纲目》记载砂仁："补肺醒脾，养胃益肾，理元气，通滞气，散寒饮胀痞，噎膈呕吐，止女子崩中，除咽喉口齿浮热，化铜铁骨鲠。"

 应/用/指/南

01 治疗习惯性流产

砂仁（后下）、黄芩各7克，杜仲、熟地黄、生黄芪、白术各16克，党参、当归、白芍药、川续断各13克，炙甘草、川芎各4.5克，妊娠后每隔3～5日服1剂。

02 治疗胃痛

砂仁6克，黄芪20克，猪肚1个。将猪肚洗净，把砂仁、黄芪装入猪肚内，加水炖熟，调味食用。

活血止痛 通经解郁是前提

郁金

别名： 黄郁、温郁金、广郁金、玉金。

来源： 姜科植物温郁金、姜黄、广西莪术或蓬莪术的干燥块根。前两者分别习称"温郁金"和"黄丝郁金"，其余按性状不同习称"桂郁金"或"绿丝郁金"。

性味归经： 寒，辛、苦。归肝、胆、心经。

《本草纲目》记载郁金："治血气心腹痛，产后败血冲心欲死，失心癫狂，蛊毒。"

传统功用

1.活血止痛，行气解郁：用于气滞血瘀引起的胸胁刺痛、痛经、闭经、癥瘕痞块及肝脾肿大。

2.清心凉血，利胆退黄：用于温热病、高热谵语，湿温浊邪蔽窍、神志不清，痰热癫狂等。还可治疗血热妄行引起的吐血、衄血、尿血、崩漏、倒经等，以及肝胆湿热黄疸、胆石症。

用量用法

煎服，5～12克。

药材性状 1.温郁金 块根长圆形或卵圆形，稍扁，有的微弯曲，两端渐尖，长3.5～7.0厘米，直径1.2～2.5厘米。表面灰褐色或灰棕色，具不规则的纵纹，纵纹隆起处色较浅。质坚实。断面灰棕色或灰绿色，具蜡样光泽，内皮层环明显。气微香，味微苦。

2.姜黄 块根纺锤形，有的一端细长，一端肥大，长2.5～4.5厘米，直径1.0～1.5厘米。表面棕灰色或灰黄色，具细纹。质坚硬，断面角质，中央橙黄色，外周棕黄色至棕红色。气芳香，味辛辣。

药理作用 抗肝损伤；镇静；抑菌；抗早孕等。

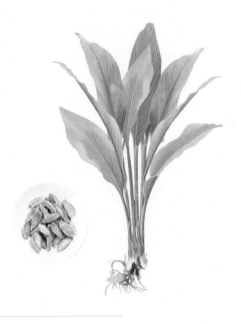

温郁金

 应/用/指/南

01 治疗胃脘痛

郁金、百合、柴胡、乌药、川楝子、黄芩、丹参各10克，甘草6克，水煎服。

02 治疗痛经

郁金、延胡索、香附、厚朴、赤芍药各适量，水煎服，连用5剂。

03 治疗胁痛

郁金、鸡内金、海金沙、金钱草、茵陈、枳壳、莪术、炮山甲、皂角刺各适量，水煎服即可。

姜黄

别名： 宝鼎香、黄姜、毛姜黄、川姜黄、广姜黄。

来源： 姜科植物姜黄的干燥根茎。

性味归经： 温，辛、苦。归肝、脾经。

《本草纲目》记载姜黄："治风痹臂痛。"

传统功用

1.破血行气，通经止痛：用于气滞血瘀引起的胸胁刺痛、心腹疼痛、痛经、闭经及外伤瘀肿疼痛等。

2.祛风疗痹：用于风湿痹痛，尤以风湿肩臂痛为优。此外，外用还可治疗疮痈肿痛等。

用量用法

煎服，3～10克；外用适量。

药材性状 呈不规则卵圆形、圆柱形或纺锤形，常弯曲，表面深黄色，粗糙，有皱缩纹理和明显环节，并有圆形分枝痕及须根痕。质坚实，不易折断，断面棕黄色至金黄色，角质样，有蜡样光泽。内皮层环纹明显，维管束呈点状散在。气香特异，味苦、辛。

药理作用 抗肝损伤；促进胆汁分泌；抗胃溃疡；抗凝血，抑制血小板聚集；降血压；降血脂；抗氧化；抗生育；抗肿瘤；抗突变；抗病原微生物等。

注意事项 孕妇慎用。

附药 片姜黄为温郁金根茎的纵切片，产于浙江，呈条片状。切面不平整，灰黄色或土黄色，边缘皱缩。质脆，易折断。断面灰白色至淡棕黄色。功效同姜黄。

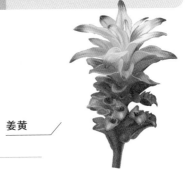
姜黄

应/用/指/南

01 治疗脘腹胀满

姜黄与枳壳、白术、陈皮、延胡索、合欢皮等配伍应用，水煎服。

02 治疗关节不利

姜黄与牛膝、乳香、没药、羌活、防己等配伍应用，水煎服。

03 治疗咳喘

姜黄、僵蚕、黄芩、桑白皮、麦冬、五味子、桔梗、杏仁各10克，甘草、生大黄（后下）、蝉蜕、炙麻黄各6克，鱼腥草、太子参各15克，水煎服。

04 治疗臂背疼痛

姜黄、甘草、羌活各30克，白术60克，水煎服，每服30克。若腰以下疼痛，可加海桐皮、当归、芍药配伍应用。

活血止痛 通经解郁是前提

别名：熏陆香、乳头香、天泽香、摩勒香、浴香、滴乳香。

来源：橄榄科植物卡氏乳香树的油胶树脂。

性味归经：温，辛、苦。归心、肝、脾经。

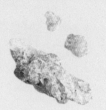

乳香

《本草纲目》记载乳香："消痈疽诸毒，托里护心，活血定痛伸筋，治妇人产难，折伤。"

传统功用

1.活血止痛：用于血瘀诸痛。如血分瘀滞、心腹诸痛，妇女血瘀、闭经、痛经、癥瘕、风湿痹证、肢节疼痛，外伤瘀肿疼痛等。

2.消肿生肌：用于疮疡初起、红肿热痛，或疮疡溃破、久不收口、瘰疬、痰核坚硬不消等。

用量用法

煎服，3～10克，宜炒去油用；外用适量，生用或炒用，研末外敷。

药材性状 本品呈类球形或泪滴状颗粒，或不规则小块状，长0.5～2.0厘米，有的粘连成团块，淡黄色，微带蓝绿色或棕红色，半透明。质坚脆，断面蜡样。气芳香，味极苦，嚼之软化成胶块。

药理作用 镇痛；抗炎；抗胃、十二指肠溃疡；降低胆固醇等。

注意事项 本品气浊味苦，入煎剂汤液混浊，胃弱者多服易致呕吐，故用量不宜过多，胃弱尤宜慎用。孕妇及无瘀滞者慎用。

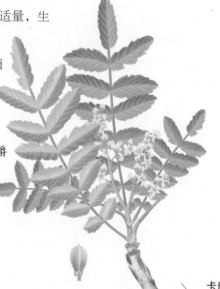

卡氏乳香树

 应/用/指/南

01 治疗产后瘀滞不清、心腹作痛

乳香、没药各9克，五灵脂、延胡索、牡丹皮、桂枝各15克，黑豆30克。共研为末，每服9克，生姜泡汤送服。

02 治疗疮疡肿痛

乳香、没药各6克，冰片0.3克，寒水石（煅）、滑石各12克，共研细末，擦患处。

五灵脂

活血止痛 通经解郁是前提

别名： 寒号虫粪、寒雀粪、药本。

来源： 鼯鼠科动物复齿鼯鼠的干燥粪便。

性味归经： 温，苦、咸、甘。归肝经。

《本草纲目》记载五灵脂："止妇人经水过多，赤带不绝，胎前产后，血气诸痛；男女一切心腹、胁肋、少腹诸痛，疝痛，血痢、肠风腹痛。"

传统功用

1.活血止痛：用于血分瘀滞引起的妇女痛经、胸痹心痛、脘腹刺痛等。

2.化瘀止血：用于出血而内有瘀滞的病症，如少腹刺痛、妇女崩漏、月经过多等。

用量用法

煎服，3~10克，宜包煎。

药材性状 1.灵脂块 又名糖灵脂。呈不规则的块状。表面黑棕色、红棕色或灰棕色，凹凸不平，有油润性光泽，黏附的颗粒呈长椭圆形，表面常裂碎，呈纤维性。气腥臭。

2.灵脂米 又名散灵脂。为长椭圆形颗粒，长5~15毫米，直径3~6毫米。表面黑棕色、红棕色或灰棕色，常可见淡黄色的纤维残痕，有的略具光泽。体轻，质松，易折断，断面黄绿色或黄褐色，不平坦，纤维性。气微。

药理作用 抑制血小板聚集；缓解平滑肌痉挛；改善微循环；提高机体免疫力；抗应激性损伤；消炎抗菌等。

注意事项 孕妇慎用。畏人参。

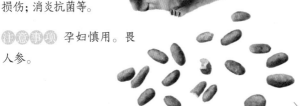

复齿鼯鼠

干燥粪便

 应/用/指/南

01 治疗胃癌

五灵脂40克，蒲黄粉30克，生山楂15克，蜂蜜60克。先将五灵脂、生山楂（洗净后切片）同放入砂锅，加水适量，浓煎30分钟，用洁净纱布过滤，去渣，取汁回入砂锅。调入蒲黄粉，视滤汁量可再加清水适量，再煎煮15分钟，离火，待煎汁温热时调入蜂蜜，拌匀即成。每日3次，每次约100毫升，温服。

02 治疗寒性痛经

五灵脂、吴茱萸、肉桂、小茴香、艾叶、延胡索各适量，水煎服。

荠菜

利水利尿 消肿泻热是良策

别名: 荠、靡草、护生草、鸡心菜、净肠草、清明草、香田荠、枕头草、假水菜、地地菜。

来源: 十字花科植物荠菜的干燥带根全草。

性味归经: 凉，甘。归肝、胃经。

《本草纲目》记载荠菜："明目益胃""利肝和中""利五脏。根：治目痛。"

传统功用

清热利尿，明目，凉血止血：现代多用于肾结核尿血、产后子宫出血、月经过多、肺结核咯血、高血压、感冒发热、肾炎水肿、泌尿系结石、乳糜尿、肠炎等。

用量用法

煎服，15～60克。

药材性状 主根圆柱形或圆锥形，有的有分枝，长4～10厘米，表面类白色或淡褐色，有许多须状侧根。茎纤细，黄绿色，易折断。根出叶羽状分裂，多卷缩，展平后呈披针形，顶端裂片较大，边缘有粗齿，表面灰绿色或枯黄色，有的棕褐色，纸质，易碎；茎出叶长圆形或线状披针形，基部耳状抱茎。果实倒三角形，扁平，顶端微凹，具残存短花柱。种子细小倒卵圆形，着生在假隔膜上，成2行排列。搓之有清香气，味淡。

药理作用 兴奋子宫平滑肌；小剂量缩短凝血时间，大剂量延长出血时间；抗肿瘤等。

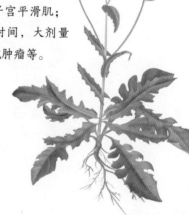

荠菜

 应/用/指/南

01 治疗乳糜血尿

取荠菜500克，洗净煮汤，每日服2次，可连用4日。

02 治疗肾结核尿血

鲜荠菜240克，或干品30克，加水3碗于瓦锅

中煎煮，至剩一碗汁时，打入鸡蛋1个，煮熟，然后加盐少许，将菜、蛋一起吃下。如菜老了，可嚼食吐渣。轻者每日1次，重者2次，连吃1个月为1个疗程，至症状消失后仍可吃1～2个疗程。

传统功用

1.利水渗湿，除痹：用于水肿、小便不利、湿痹拘挛等。
2.清热排脓，健脾止泻：用于肺痈、肠痈、脾虚泄泻等。

用量用法

煎服，9～30克。

药材性状 种仁呈宽卵形或长椭圆形，长4～8毫米，宽3～6毫米。表面乳白色，光滑，偶有残存的黄褐色种皮，一端钝圆，另端较宽而微凹，有一淡棕色点状种脐，背面圆凸，腹面有一条较宽而深的纵沟。质坚实，断面白色，粉性。气微，味微甜。

药理作用 解热，镇痛，抗炎；抗肿瘤；抑制骨骼肌收缩；增强机体免疫力；低浓度收缩血管，高浓度扩张血管；低浓度增强心肌收缩力；降血糖；诱发排卵等。

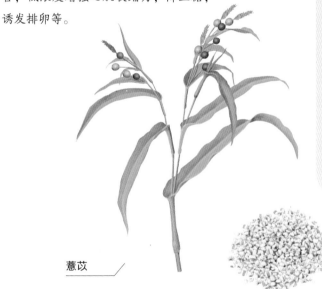

薏苡

薏苡仁

利水利尿　消肿泻热是良策

别名： 薏米、米仁、薏仁、苡仁、玉秫、草珠子、六谷米、药玉米、蓼茶子、益米。

来源： 禾本科植物薏苡的干燥成熟种仁。

性味归经： 性微寒，味甘、淡。归脾、胃、肺经。

《本草纲目》记载薏苡仁："健脾益胃，补肺清热，祛风胜湿。炊饭食，治冷气。煎饮，利小便热淋。"

 应用/指南

01 治疗皱纹

薏苡仁、山药各30克，大枣12枚，小米100克，白糖20克。大枣洗净，去核，切细条；将山药研成细末；将小米洗净置于砂锅中，加入大枣、薏苡仁、山药及适量水，小火煨粥，粥成时加入白糖拌匀即可。

02 治疗白带过多

薏苡仁30克，白果10个，猪小肚3个。将去白果壳、薏苡仁洗净，用铁锅炒至微黄。猪小肚剪开，用清水反复冲洗至无尿味为止。将全部用料一起放入砂锅内，加清水适量，大火煮沸后，小火煮3小时，调味即可。随量食用。

泽泻

别名：水泻、芒芋、鹄泻、禹孙。

来源：泽泻科植物泽泻的干燥块茎。

性味归经：淡寒，甘。归肾、膀胱经。

《本草纲目》记载泽泻："渗湿热，行痰饮，止呕吐、泻痢、疝痛、脚气。"

传统功用

利水渗湿，泄热：用于水湿停滞引起的水肿小便不利、痰饮头目眩晕、妇女白带过多及湿热淋痛等。

用量用法

煎服，5～10克。

药材性状 块茎类球形、椭圆形或卵圆形，长2～7厘米，直径2～6厘米。表面黄白色或淡黄棕色，有不规则的横向环状浅沟纹及多数细小突起的须根痕，底部有的有瘤状芽痕。质坚实，断面黄白色，粉性，有多数细孔。气微，味微苦。

药理作用 利尿；降血脂；抗动脉粥样硬化；抗脂肪肝；抗炎；降血糖；松弛血管平滑肌，增加冠脉血流量等。

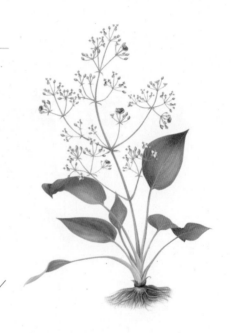

泽泻

应/用/指/南

01 治疗尿路感染

泽泻、茯苓、牡丹皮各9克，桂枝、炮附子各3克，熟地黄、山药、山茱萸各12克，共研细末，炼蜜和为丸，每服9丸，每日3次。

02 治疗肝硬化腹水

泽泻、白术、茯苓、猪苓各9克，桂皮4.5克，水煎服。

03 治疗膀胱癌

泽泻、车前草、生地黄、白英、蛇莓各15克，白花蛇舌草、金钱草、土茯苓各30克，水煎2次，早、晚分服，每日1剂。能使尿频、尿急等尿路刺激症状减轻，血尿及肿痛逐渐消失。

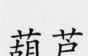利水利尿 消肿泻热是良策

葫芦

别名： 匏、匏瓜、瓠瓜、壶卢、葫芦瓜。

来源： 葫芦科植物瓢瓜的干燥果实。

性味归经： 平，甘。归肺、小肠经。

《日华子本草》记载葫芦："除烦止渴，治心热，利小肠，润心肺，治石淋。"

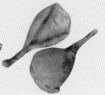

传统功用

利水消肿：用于水肿、腹水、小便不利等。

用量用法

煎服，15~30克。鲜者加倍。

药材性状 果实呈哑铃状，中部缢细，上部和下部膨大，下部小，卵形，连于果柄，上部大，类球形，顶端有花柱基。表面黄棕色，较光滑。质坚硬。气微，味淡。

药理作用 抑制胰蛋白酶活性等。

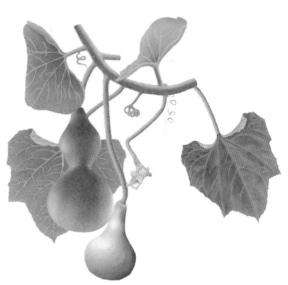

葫芦

应/用/指/南

01 治疗肾病综合征

取葫芦、党参、白术、陈皮、茯苓、猪苓、泽泻、玉米须、厚朴、炙甘草各适量，水煎服。

02 治疗慢性肾炎

葫芦、冬瓜皮、西瓜皮各30克，大枣10克，同放锅内加水约400毫升，煎至约150毫升，去渣即成。饮汤，每日1剂，至水肿消退为止。

03 治疗小便不通

葫芦子30粒，蝼蛄3个均焙研为末。每服3克，温开水送服，每日2次。

海金沙

别名： 左转藤灰。

来源： 海金沙科植物海金沙的干燥成熟孢子。

性味归经： 寒，甘、咸。归膀胱、小肠经。

《本草纲目》记载海金沙："治湿热肿满，小便热淋、膏淋、血淋、石淋茎痛。解热毒气。"

传统功用

1.清利湿热，通淋止痛：用于热淋、石淋、血淋、膏淋等，症见尿热、尿道疼痛者。

2.利水消肿：用于湿热肿满等。

用量用法

煎服，6~15克，宜包煎。

药材性状 孢子呈粉末状，棕黄色或浅棕黄色。体轻，手捻有光滑感，置手中易由指缝滑落。气微、味淡。撒于火上易燃烧发出爆鸣声且有闪光，无残留灰渣。

药理作用 抑菌；促进胆汁分泌等。

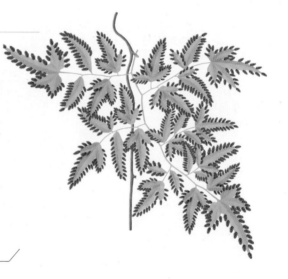

海金沙

 应/用/指/南

01 治疗泌尿系结石

海金沙（包）、滑石、鸡内金各15克，金钱草、石见穿、穿破石各20克，石韦、郁金、川牛膝各12克，木香、枳壳、甘草各6克，水煎服。

02 治疗尿路感染

海金沙（包）9克，金银花、板蓝根各15克，

鱼腥草30克，车前子、泽泻、瞿麦各12克，甘草6克，水煎，每日1剂，分2次服。

03 治疗带状疱疹

用海金沙鲜叶连用孢子适量，洗净捣烂，外敷患处，每日换药1次，配服龙胆泻肝汤加减，治疗效果满意。

利水利尿 消肿泻热是良策

车前子

别名： 车前实、虾蟆衣子、猪耳朵穗子。

来源： 车前科植物车前或平车前的干燥成熟种子。

性味归经： 寒，甘。归肝、肾、肺经。

《本草纲目》记载车前子："导小肠热，止暑湿泻痢。"《药性论》："去风毒，肝中风热，毒风冲眼，赤痛障翳，脑痛泪出，压丹石毒，去心胸烦热。"

传统功用

1. 利尿通淋：用于湿热下注、淋痛、水肿、小便不利。
2. 渗湿止泻：用于暑湿泄泻、大便水泻、小便黄少等。
3. 清肝明目：用于肝火上炎、目赤肿痛等。配伍养阴明目药，还可用于肝肾阴虚、目暗不明、视物昏花。
4. 清肺化痰：用于肺热咳嗽、痰黄黏稠等。

用量用法

煎服，9～15克，宜包煎。

药材性状 种子呈椭圆形、不规则长圆形或三角状长圆形，略扁，长约2毫米，宽约1毫米。表面黄棕色至黑褐色，有细纹，一面有灰白色凹点状种脐。质硬。气微，味淡。

药理作用 利尿；祛痰，止咳；预防肾结石等。

注意事项 肾虚滑精及孕妇慎用。

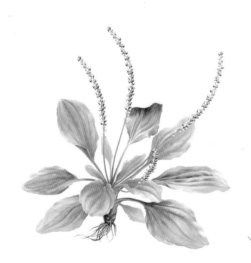

车前

 应/用/指/南

01 治疗便秘

车前子粉适量，每日服1～2次，每次1匙，凉开水冲服。

02 治疗非淋菌性尿道炎

车前子、木通、萹蓄、瞿麦、滑石、生甘草、山栀各10克，大黄3克，水煎服。

03 治疗湿热带下

车前子、茯苓粉各30克，粳米60克，白糖适量。先煎车前子（纱布包煎），煎半小时取汁去渣，加粳米、茯苓粉共煮粥，粥成时加白糖适量。每日空腹服2次。

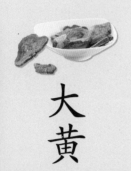

润肠通便 泻热润燥有秘诀

大黄

别名：将军、锦纹、锦纹大黄、川军、黄良、火参、肤如。

来源：蓼科植物掌叶大黄、唐古特大黄或药用大黄的干燥根及根茎。

性味归经：寒，苦。归脾、胃、大肠、肝、心经。

《本草纲目》记载大黄："主治下痢赤白，里急腹痛，小便淋沥，实热燥结，潮热谵语，黄疸，诸火疮。"

传统功用

1. 泻热通便：用于胃肠实热积滞、高热谵语、腹痛便秘，寒积内停、腹满刺痛、便秘，湿热痢疾、里急后重。
2. 凉血解毒：用于血分实热、迫血妄行、吐衄，实火热毒所致咽肿、目赤、牙痛、疮疡，肠痈腹痛等。
3. 破血逐瘀：用于瘀血闭经、癥瘕积聚、外伤瘀肿等。外用可治水火烫伤。

用量用法

煎服，5~15克，用于泻下不宜久煎。外用适量，研末调敷患处。

药材性状 呈类圆柱形、圆锥形、纺锤形、卵圆形或一面平坦一面隆起的块片，长3~17厘米，直径3~9厘米。表面黄棕色至红棕色，可见类白色网状纹理，习称锦纹，系由微细的类白色薄壁组织与棕红色射线交错而成，有时根茎可见散在的星点（异型维管束），未除尽外皮者表面棕褐色，有横纹及纵沟，顶端有茎叶残基，切面多凹凸不平。

药理作用 促进胆汁分泌，促进胰液分泌；抗肝损伤；抗胃、十二指肠溃疡；抗真菌，抗病毒，抗炎；止血；降血脂；抗肿瘤；利尿。

注意事项 妇女怀孕、月经期、哺乳期忌用。

掌叶大黄

 应/用/指/南

01 治疗白血病

大黄、玄参、生地黄、大青叶各9克，天花粉6克，蝉蜕、人中黄各4.5克，牡丹皮3克，水煎服，每日1剂。能使瘀热、出血、肿痛等症状消失，宜于急性粒细胞性白血病。

02 治疗热积便秘

大黄、枳实各9克，厚朴6克，芒硝15克，水煎，分2次服。

03 治疗乳痈肿痛

大黄、甘草各30克，研末，以酒熬成膏，摊纸上，贴于患处，每日1次，连用3日。

润肠通便 泻热润燥有秘诀

芒硝

别名： 芒消、盆硝。

来源： 硫酸盐类天然矿物，经加工精制而成的结晶体。主含含水硫酸钠（$Na_2SO_4 \cdot 10H_2O$）。

性味归经： 寒，咸、苦。归胃、大肠经。

《本草纲目》记载芒硝："治伏暑伤冷，霍乱吐利，五种淋疾，女劳黑疸，心肠疠痛，赤眼，头痛，牙痛。"

传统功用

1.泻热通便，软坚润燥：用于胃肠实热积滞、大便燥结、发热腹满、水热互结、腹满硬痛、发热便秘者。

2.清火消肿：用于目赤肿痛、咽喉肿烂、疮疡、乳痈、痔疮、肠痈等。多外用，或洗或敷。

用量用法

煎服，6～12克，一般不入煎剂，宜冲入药汁内或开水溶化后服。外用适量。

药材性状 结晶体为针状、粒状集合体，呈棱柱状、不规则块片状或颗粒状。无色、类白色，透明，具玻璃样光泽，露置空气中表面渐风化成一层白色粉末（无水芒硝）。体轻，质脆，易碎。气微，味咸。

药理作用 泻下；抗炎，止痛等。

注意事项 孕妇及哺乳期妇女忌用。

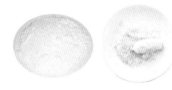

附药

玄明粉（元明粉）为芒硝经风化失去结晶水而形成的无水硫酸钠（Na_2SO_4），又称风化硝，为白色结晶粉末，味咸，粉末细致，为眼科、口腔科的常用药。

应/用/指/南

01 治疗神经性皮炎

芒硝100克，凡士林适量调成膏状，涂于患处，每日2次。

02 治疗便秘

芒硝6～15克，不入煎剂，以药汁或开水溶化后服。

03 治疗急性单纯性阑尾炎

取芒硝、大黄、枳实、桃仁、牡丹皮、川楝子、木香、延胡索各10克，厚朴15克，金银花、败酱草、冬瓜子各30克，甘草5克，水煎服。

番泻叶

别名： 泻叶、泡竹叶。

来源： 豆科植物狭叶番泻或尖叶番泻的干燥小叶。

性味归经： 寒，甘、苦。归大肠经。

《饮片新参》记载番泻叶："泄热，利肠府，通大便。"

传统功用

1.泻下导滞：主治热结便秘、习惯性便秘，多单用泡服。

2.行水消胀：用于水肿腹胀。

用量用法

煎服，5～9克，宜后下。或开水泡服，每次1.5～3.0克。

药材性状 1.狭叶番泻 小叶片多完整平坦，卵状披针形至线状披针形，长2～6厘米，宽0.4～1.5厘米。主脉突出，叶端尖突出成棘尖，全缘，基部略不对称，上面黄绿色，下面浅黄绿色，两面均有稀毛茸，下表面主脉突出，羽状网脉。革质。气微弱而特异，味微苦，稍有黏性。

2.尖叶番泻 小叶片呈广披针形或长卵形，长2～4厘米，宽0.7～1.2厘米。叶端尖或微凸，全缘，叶基不对称，上面浅绿色，下面灰绿色，微有短毛。质地较薄脆，微呈革质状。

药理作用 泻下；抗菌；止血等。

注意事项 剂量过大，有恶心呕吐、腹痛等不良反应。孕妇、哺乳期及月经过多者忌用。

应/用/指/南

治疗便秘

内服番泻叶1～3克，用开水泡服，起缓下作用，5～6小时后，排出大便，对于习惯性便秘及老年便秘、体虚便秘等均可按此量应用。若用5～10克，即起攻下作用，引起水泻，常用于肠镜检查前的肠道清洁。

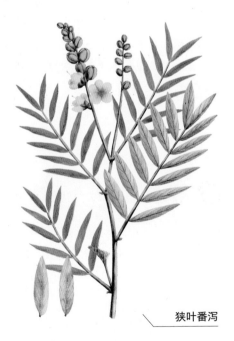

狭叶番泻

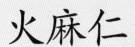

润肠通便 泻热润燥有秘诀

火麻仁

别名： 麻子、麻子仁、大麻子、大麻仁、白麻子、火麻子。

来源： 桑科植物大麻的干燥成熟果实。

性味归经： 平，甘。归脾、大肠经。

《本草纲目》记载火麻仁："利女人经脉，调大肠下痢；涂诸疮癞，杀虫；取汁煮粥食，止呕逆。"

传统功用

润肠通便：用于津血亏虚、肠燥便秘等。

用量用法

煎服，9～15克。宜打碎入煎。

药材性状 果实呈扁卵圆形，长3～5毫米，宽3～4毫米。表面灰褐色或灰绿色，有细微的白色或棕色网纹，顶端略尖，基部有圆形的果柄痕，两侧有棱，果皮薄而脆，易破碎。种皮暗绿色，胚弯曲，被菲薄胚乳，子叶与胚根等长，乳白色，富油性。气微，味淡。

药理作用 降压；降胆固醇等。

注意事项 肠滑泄泻者忌服。

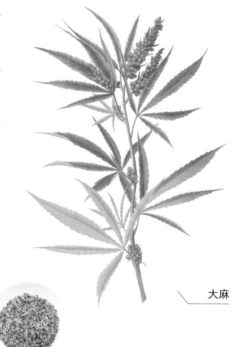

大麻

应/用/指/南

01 治疗便秘

火麻仁、杏仁、大黄、枳实、厚朴、白芍药各10克，水煎服。

02 治疗须发早白

火麻仁150克，枸杞子500克，生地黄、胡麻仁各300克，糯米1500克，酒曲120克，制成

药酒，口服，每次适量饮用，以不醉为度，每日3次。

03 治疗小儿习惯性便秘

火麻仁、枳实、杏仁、厚朴各10克，芍药、当归、焦四仙各6克，大黄、陈皮各5克，郁李仁3克，甘草1克，水煎服。

几款天然通便茶你喝了吗

◆如果你有便秘的烦恼，就不要喝浓茶。因为茶叶中的茶多酚类物质对肠胃黏膜具有一定的收敛作用，从而影响食物的消化吸收，这就会使大便干结，引起便秘或加重便秘。不过有一些清淡的花草茶却具有不错的通便功效。

美丽的午后，为自己泡上一壶通便茶，便通了，我们的脸色自然就好了。现在就为大家介绍几款天然的通便茶。

芦荟茶

芦荟中的成分具有调理肠胃和导泻的作用。

材料：新鲜芦荟适量。

做法：把洗净的芦荟切成8毫米厚的薄片，放入锅中，加入水，没过芦荟即可，用小火煮熟后滤出芦荟即可饮用。

槐花蜂蜜茶

此茶具有清热润肠，凉血止血之功能，可代茶频频饮用。适用于老年性及习惯性便秘。但糖尿病患者忌用。

材料：槐花10克，蜂蜜少许，绿茶适量。

做法：将槐花洗净，与绿茶一起用适量沸水冲泡，待温后加入蜂蜜搅拌均匀即成。

当归茶

当归可以刺激肠胃蠕动，使排便通畅。尤其对慢性便秘和神经性便秘有特殊疗效。

材料：当归20克。

做法：将当归洗净，切成片，加水900毫升，用大火煮。烧开后，改为小火，再煮15分钟。待到香味四溢的时候，把当归捞出，当归茶就做好了。

长寿茶

用各种中草药熬制出来的长寿茶不仅可以使胃肠更加健康，而且还可以缓解便秘症状，润肠通便。

材料：当归、枸杞子、五味子、山茱萸各10克，灵芝5克。

做法：将上述材料洗净，滤干水分，放到锅中，根据需要加水。水开后，改为小火，继续熬煮20～30分钟，最后将材料捞出，只剩汤汁。每次饭后2小时饮用1杯即可。

桃仁大黄桂枝茶

尤其适合急性、慢性便秘患者，口中淡而无味的时候也可饮用。

材料：桃仁70克，熟大黄10克，桂枝15克。

做法：将桃仁捣碎，放到纱布袋中，加水2000毫升，煮10分钟左右。将纱布袋捞出，在水中加入大黄和桂枝，继续煮5～7分钟。最后滤除渣子，桃仁大黄桂枝茶就做好了。

决明子茶

决明子茶可以作为温和的通便剂，同时还具有治疗高血压和醒酒的功效。

材料：决明子20～30克。

做法：将决明子放入锅中，加水700毫升，上火熬煮。熬到汤剩一半时关火。将渣滓过滤，只取汤汁，饭后2小时饮用一杯。

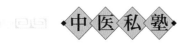

中 医 私 塾

众所周知，"饭前喝汤，胜似药方"。吃饭前，先喝几口汤，等于给消化道加"润滑剂"，使食物能顺利下咽，防止干硬食物刺激消化道黏膜，从而有益于胃肠对食物的消化和吸收。这对于便秘也起到了很好的预防作用。

本草纲目

听李时珍说药食

文图编辑： 霍丽娟

版式设计： 何 琳

图片拍摄： 王晓鸥

图片提供： 北京全景视觉图片有限公司

达志影像

华盖创意图像技术有限公司

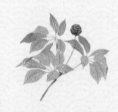